RÉFUTATION DE DEUX ÉCRITS

Publiés en faveur de M. DE TORRÉS, fous les noms de MM. *Carboneil* & *Bertrand*, fe difans Docteurs en Médecine ; avec une Réplique au Sieur MOLLÉE Chymifte.

Par M. DIBON, Chirurgien ordinaire du Roy dans la Compagnie des Cent-Suiffes de la Garde de SA MAJESTÉ.

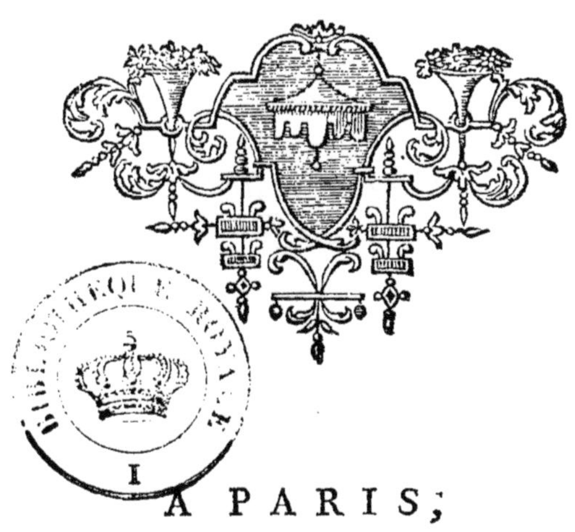

A PARIS;

Chez DELAGUETTE, Imprimeur du Collége & de l'Académie Royale de Chirurgie, rue S. Jacques, à l'Olivier.

M. DCC. LV.
Avec Approbation & Privilége du Roi.

RÉFUTATION
DE DEUX ECRITS

Publiés en faveur de M. DE TORRÉS, fous les noms de MM. *Carboneil & Bertrand*, fe difans Docteurs en Médecine ; avec une Réplique au Sieur MOLLÉE Chymifte.

Par M. DIBON, Chirurgien ordinaire du Roy dans la Compagnie des Cent-Suiffes de la Garde de SA MAJESTÉ.

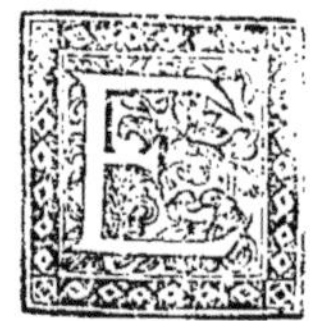EN publiant ma troifième Lettre , je m'étois promis de ne plus répondre à tout ce que M. de *Torrès* , M. *Mollée* & leurs Partifans pourroient écrire contre moi ; j'avois réfolu de ne plus écouter ma fenfibilité naturelle , & de tout facrifier à mon repos. Mais des inju-res accumulées, des imputations très-graves & très-fauffes m'obligent de reprendre la plume. C'eft même en quelque

forte un Défi public qui m'a été fait par M. *Bertrand* , & dont je dois me faire raifon. *Prévoit-on qu'on fera forcé de fe taire* , dit ce prétendu Médecin ? *Il eft tres-prudent d'annoncer qu'on ne parlera plus.* Je vais faire voir à M. *Bertrand* , quel qu'il foit , qu'il eft encore bien éloigné de pouvoir me réduire au filence.

Avant que d'entrer en matiere, il eft bon de fçavoir à qui je réponds , & c'eft un fait à difcuter. M. *Bertrand* , qui s'avoue Lépreux , & qui fe dit auffi Médecin, qualités très-compatibles chez lui ; cet homme que la reconnoiffance met au-deffus des préjugés & des égards qu'un homme public fe doit à lui-même ; qui croit que l'honneur d'un Médecin ne dépend pas de fa conduite , puifqu'il traite de *bagatelles* des maladies que les autres hommes cachent avec le plus grand foin ; cet Ecrivain qui par fentiment & par le devoir de fon état fe croit obligé *de propager la connoiffance des découvertes d'autrui;* qui s'offence d'être foupçonné , par la chaleur de fon zèle , d'intérêt & de collufion ; enfin ce généreux Defenfeur qui prête fa plume à M. de *Torrés* , pour lui donner le tems de guérir les Malades que j'ai manqués , eft M. de *Torrès* lui-même : en voici la démonftration.

Auffi-tôt que parut le premier Ecrit de M. *Bertrand* , je confultai le Tableau de la Faculté de Paris , pour m'affurer fi en effet il y avoit deux Médecins de ce nom. Je connoiffois de réputation M. *Bertrand*, Praticien célébre , & homme refpectable ; je ne vis que lui fur la lifte. Je foupçonnai M. de *Torrès* de s'être caché fous le nom poftiche de M. *Bertrand* le Lépreux ; mais comme il pouvoit fe trouver quelque Médecin de ce nom dans d'autres Facultés du Royaume, je crûs devoir à toutes fins répondre au nouveau *Bertrand*, quel qu'il fût , & je me contentai de faire entrevoir mes juftes foupçons fur fon identité avec M. de *Torrès*.

A la lecture du fecond Ecrit qui porte le nom de *Bertrand* , je reconnus que cet Ouvrage différoit entiérement,

quant au ftile, du premier publié fous le même nom ; en
un mot que les deux Ecrits étoient de mains fort différen-
tes. Il ne falloit pour une remarque que tout le monde a
faire avec moi qu'un peu d'habitude à lire & à comparer.
Delà il étoit aifé de conclure que le *Bertrand* des deux
Ecrits n'étoit qu'un être de raifon, ou que c'étoit M. de
Torrès lui-même qui changeoit à fon gré de plume. Cependant pour me prouver qu'il exifte un fecond M. *Bertrand* Médecin, on m'indique dans le nouvel écrit fon
adreffe *rue S. Martin près la rue aux Ours*. J'ai voulu vérifier cette adreffe : on ne connoît point dans cette rue ni
aux environs de Médecin appellé *Bertrand*. Ainfi voilà le
mafque tombé : M. de *Torrès* & *Bertrand* font le même
individu, le même homme.

Avant l'apparition de *Bertrand*, M. de *Torrès* avoit
déja produit un autre fantôme appellé *Carboneil*, auffi
Docteur en Médecine. Ce nom de *Carboneil* eft apparemment une mauvaife allufion qu'on a voulu faire à celui
de M. *Charbonnier* dont j'ai frondé les fumigations, oublié depuis plus de dix ans.

L'ufage des Ecrits Pfeudonymes n'eft pas toujours dans
l'exacte morale ; mais il a du moins fes commodités. On
porte ainfi des coups qui ne peuvent être repouffés directement contre ceux dont ils partent, parce que la main qui
frappe eft cachée ; on eft fpectateur d'un combat, où l'on
ne paroît prendre aucune part ; fous l'air même de la candeur, de la fimplicité, de la bonne foi, on prépare en fe-
cret le fiel, on le diftille impunément ; avec le reffenti-
ment le plus vif, on fe pare des apparences de la plus grande modération ; on hafarde hardiment des faits dont il ne
fe trouve plus de garands ; on fe prodigue fans mefure, ainfi que fans honte, les éloges les plus faux & les plus outrés ;
enfin on fe bâtit toujours une forte de réputation qui, pour
n'être au fond que l'ouvrage de l'induftrie & du manége,
dure au moins tout le tems qu'il faut pour faire des dupes.
L'application de ces idées au fyftême du Docteur Efpa-

gnol eſt aiſée à faire : je l'abandonne aux réflexions du Lecteur. Il me ſuffit d'avoir convaincu M. de *Torrès* d'être lui-même ici ſon propre témoin, & ſon unique Panegyriſte.

Mais s'il n'y a point de *Bertrand* lépreux qui ſoit en même-tems Médecin, que devient cette fameuſe Cure qui fait tout le fondement du premier Ecrit réfuté par ma troiſiéme Lettre ? ſi ce n'eſt, pour ne rien dire de plus, un étalage auſſi ridicule qu'indécent à l'égard du Public qu'il n'eſt jamais permis de tromper.

Après avoir établi que les deux Docteurs, MM. *Carboneil* & *Bertrand* ſont des êtres imaginaires créés par M. de *Torrès*, je pourrois me diſpenſer de répondre à des Ecrits qui n'ont nulle autorité ; mais il faut que le Docteur Eſpagnol ſenſe la foibleſſe des moyens qu'il employe, ſoit pour rafermir le réputation de ſon prétendu Spécifique, ſoit pour eſſayer de détruire celle de mon Remède. C'eſt donc à M. de *Torrès* que je m'adreſſe directement comme à l'Auteur des deux Ecrits publiés pour ſa défenſe ; & quand pour diſtinguer ces Ecrits, je citerai M. *Carboneil* ou M. *Bertrand*, j'entens faire abſtraction de ces noms poſtiches, & ne parler que de M. de *Torrès*.

Quelques perſonnes m'ont reproché d'avoir troublé gratuitement M. de *Torrès* dans l'établiſſement de ſon Spécifique. Mes deux premieres Lettres, dit-on, paroiſſent n'avoir d'autre objet que de déprécier un Remède dont le tems ſeul devoit détruire ou confirmer la réputation. Quoique tous les Ecrits qui tendent à inſtruire, ou même à détromper le Public, n'ayent pas beſoin d'être juſtifiés par d'autres motifs, je ne diſſimulerai point mes griefs. M. de *Torrès* ſuppoſant que ſon Remède ne pouvoit bien s'établir que ſur les ruines de quelques autres, & particuliérement du mien, (dont une propriété reconnue eſt de ne point exciter de ſalivation,) répandoit par-tout qu'il guériſſoit beaucoup de Malades que j'avois manqués. Je pris d'abord le parti de mépriſer des inſinuations qui dénuées de preuves ne pouvoient pas me faire grand tort. Mais ces hoſtilités deve-

nues fréquentes me donnérent au moins la curiofité d'examiner quelques Malades échappés des mains du Doĉteur.
Cet examen m'ayant produit des obfervations & des faits,
on m'engagea à les publier. Il eft donc certain que c'eft M.
de *Torrès* qui m'a forcé lui-même d'écrire. Il a le premier
attaqué la réputation de mon Remède, je n'ai fait qu'ufer
de reprefailles. Voilà ce que le Doĉteur & fes Partifans laiffent ignorer ; mais ce qui eft exaĉtement vrai. Entrons
maintenant en matiere.

Le premier des deux Ecrits que j'ai à réfuter, a pour
titre : *Moyen infaillible de conftater la Découverte Chymique
de M. de Torrès, & de confondre M. Dibon &c.* Par M.
Carboneil, Doĉteur en Médecine. Cet Ecrit dans lequel
on prétend répondre à mes deux premieres Lettres, n'eft
d'une part qu'une déclamation violente contre moi, & de
l'autre un éloge perpétuel de M. de *Torrès*. L'Auteur dé-
bute par un torrent d'injures. De fimples foupçons, ou fi
l'on veut même, d'affez fortes préfomptions expofées contre le nouveau Spécifique, fans aucunes perfonnalités, &
feulement appuyées de quelques faits, font dans le ftile
du *Carboneil*, des *traits injurieux*, des *calomnies*, des *noir-
ceurs. Je n'ai point*, dit-on, *d'honneur à perdre.* » On four-
» niroit une lifte étendue de toutes les viĉtimes infortunées
» de ma méthode, & de tous les Malades guéris par M.
» de *Torrès*, après que je les avois impitoyablement aban-
» donnés ».

Après ces traits d'emportemens, on vante la modération, la délicateffe & la probité de M. de *Torrès*. Cet
élégant Exorde améne une fuite de Piéces qu'on nous
donne pour les titres de ce Doĉteur ; mais qui n'étant que
fon pur ouvrage ne font de nulle confidération.

La premiere eft une *Lettre de M. de Torrès à M M. les
Doyen, & Doĉteurs Régens de la Faculté de Médecine de
Paris du 2 Mai 1754.* Par cette Lettre le Doĉteur Efpagnol offre de foumettre à l'examen de la Faculté le vif-
argent tel qu'il l'employe ; de faire en leur préfence fa

Pomade Mercurielle , & de la laiſſer en dépôt ſous leur
ſceau; enſuite de démontrer par des expériences faites ſous
leurs yeux , 1°. Que ſa Pomade adminiſtrée , même en
plus grandes doſes qu'à l'ordinaire, & de deux jours l'un
par la voye des frictions , ne provoque point la ſalivation ,
ſans qu'il l'empêche , ni par l'uſage des purgatifs , ni par
aucun autre Remède. 2°. Que les ſeules frictions de cet
Onguent Mercuriel déracinent les maux vénériens les plus
rebelles.

Que prouve cette Lettre ? Rien du tout, ſi ce n'eſt que
M. de *Torrès* a tenté d'avoir une vérification authentique
de la ſupériorité de ſon Remède. Si cette vérification eût
été faite , il n'y auroit aſſurément rien de plus fort en faveur de M. de *Torrès* : Qui pourroit ne pas déférer au témoignage de la Faculté ? Mais point de vérification , cela
giſt en fait , & par conſéquent point d'avantage à tirer
d'une Piéce qui ne paroît pas avoir fait beaucoup d'impreſſion. On eſt d'ailleurs embarraſſé à concilier ce que dit ici
M. de *Torrès* , de la grande ſimplicité de ſa Pomade , avec
l'uſage des Remèdes internes qu'il y joint en beaucoup de
cas, ſuivant ſa Lettre à M. de *Vernage*. Une pareille varia-
tion ſuffiſoit pour mettre en défiance. Mais ſans vouloir
approfondir les raiſons que la Faculté peut avoir eûes ,
pour rejetter, comme elle a fait , les offres de M. de *Torrès*,
il eſt ſûr que ce Médecin ne compte pas toujours ſi parfaitement ſur l'efficacité de ſa Pomade, qu'il ne s'aide au
beſoin des autres Remèdes. Pluſieurs Malades que j'ai traités
après lui , dépoſent qu'il fait prendre & tiſannes & bols ; &
que bien loin d'épargner ſur-tout la tiſanne , il en donne
juſqu'à fatiguer les eſtomachs les plus vigoureux.

La ſeconde Piéce , eſt encore une *Lettre* adreſſée par
M. de *Torrès* , à *M M. les Maîtres Chirurgiens du Collége
& de l'Académie Royale de Chirurgie.* Cette Lettre qui
contient preſque mot à mot les mêmes offres faites à la
Faculté de Médecine , a fait la même ſenſation , & n'a
pas eu plus d'effet.

La

La troisiéme Piéce est une *Lettre circulaire adressée à Messieurs les Gens de l'Art*. C'est une pareille invitation à tous, & à chacun en particulier , M M. les Maîtres en Chirurgie, d'aller chez M. de *Torrès* examiner son Mercure & son procédé. J'ignore si cette Lettre a mieux réussi que les deux premieres , & si beaucoup de Chirurgiens ont été curieux d'aller voir la Pomade de M. de *Torrès*. Je ne connois du moins d'autres témoignages émanés en sa faveur des Maîtres de l'Art, que celui de M. *Morand*, ceux de M M. *Daran*, & *Mouton*, (le dernier seulement Dentiste), celui de M. *Dieuxaide* dont tout le monde sçait le succès , & enfin ceux de deux ou trois autres Chirurgiens peu connus dont les Certificats ornent le *Mercure*.

Les deux autres Piéces sont : une *Lettre à M. de Senac*, Premier Médecin du Roi , & une autre *Lettre à M. de la Martiniere , Premier Chirurgien de Sa Majesté*. M. de *Torrès* leur fait part des invitations qu'il a faites à la Faculté de Médecine, & au Collége de Chirurgie.

Ce qui peut résulter de ces Lettres de plus favorable pour M. de *Torrès*, est qu'il a fait en apparence tout ce qui dépendoit de lui , pour faire constater solemnellement la réalité de sa prétendue découverte. Mais puisqu'elles sont restées sans effet, comment veut-il se prévaloir de Lettres vagues où il parle seul , & qu'il n'a peut-être hazardées qu'après avoir été bien instruit que ni ses invitations ni ses offres ne seroient point acceptées.

Ainsi les preuves les plus fortes, celles qu'il semble s'être empressé le plus d'obtenir, sont précisément celles qui lui manquent. Les Certificats particuliers qu'il rapporte ne sont pas à beaucoup près du même poids , & laissent encore la liberté de douter de toutes les merveilles qu'il attribue à son Remède. Ces Certificats, quels qu'ils soient, n'opérent pour lui rien de plus qu'une infinité d'autres semblables que l'on pourroit leur opposer, n'opérent essentiellement pour ceux qui les ont obtenus à d'aussi bons titres. Il n'est donc à cet égard qu'en termes égaux avec tous ceux qui poſſedent des Remèdes particuliers , & qui ſont en état de produire des preuves du même genre.

Je ne prétens pas cependant que des Certificats de grands Médecins , ni que ceux des *Morand* & de pareils Maîtres , ne ſoient des autorités reſpectables. Mais ſans compromettre en aucune façon leur probité ni leurs lumiéres qui ſont hors d'atteinte , ils ne ſont point certainement à l'abri de certaines ſurpriſes. Et pourquoi n'en pourroit-on pas ſoupçonner dans les circonſtances d'un mal qui de l'aveu des Praticiens , par toutes les illuſions dont il eſt capable , eſt ſi propre à ſeconder l'induſtrie excitée par l'intérêt ? Je n'ai jamais démenti perſonne , comme l'avance très-fauſſement *Carboneil*. Mais le doute eſt permis à tout le monde , & je puis douter, ſans offenſer les croyans. Quand j'aurois dit que ceux qui ont donné des Certificats à M. de *Torrès* , ont été trompés par des perſonnes au rapport deſquelles ils s'en ſont tenus , eſt-ce attenter , ainſi que veut *Carboneil* , à la candeur, à la probité , & aux talens de ces Praticiens ?

Le même , ou plutôt M. de *Torrès* , me reproche de n'avoir pas voulu ſuivre le traitement de ſes Malades , comme il m'y avoit invité. Je lui ai offert un moyen plus ſimple de nous aſſurer une bonne fois de la ſupériorité de ſa Méthode ou de la mienne. C'étoit de traiter chacun ſéparément à nos frais pluſieurs Malades. Il a ſans doute eu ſes raiſons pour ne pas accepter le défi. Pour moi je n'ai point ſuivi ſes Malades , parce que je ſuis occupé à guérir les miens , & quelques-uns de ſa connoiſſance que je ſuis prêt à lui nommer.

Voilà tout l'Ecrit de *Carboneil*. Il ne reſte après l'avoir lû , que le mépris & l'indignation dûs à un ſi miſérable *Libelle*.

Le ſecond Ecrit qui paroît embraſſer à la fois mes trois Lettres , eſt intitulé : *Replique à M. Dibon , par M. Bertrand , Docteur en Médecine*. Cette nouvelle Piéce eſt à peu près ſur le même ton que la précédente ; les injures n'y ſont gueres plus épargnées. Mes deux premieres Lettres , dit-

on, » ne contiennent que des calomnies ; elles font rem-
» plies de fauſſetés, de propos injurieux, de traits ſatiriques.
» J'oppoſe la négative la plus inſultante à des hommes irré-
» prochables. Enfin mes Lettres me deshonorent , & la
» troiſième eſt un Libelle ». Voilà quelle eſt la modération
de M. de *Torrès* ? A-t'il ſenti toute la force des qualifications qu'il prodigue ainſi au hazard ? Sçait-il bien ce que
c'eſt qu'une calomnie ? Qu'on examine mes trois Lettres
avec toute la rigueur poſſible , je défie les yeux les plus
clair-voyans, pourvû qu'ils ſoient purs & fidèles, d'y trouver le moindre veſtige de calomnie ou de fauſſeté. J'ai ſuivi
le conſeil qu'il m'a fait donner par ſon prétendu *Bertrand* ;
j'ai relû mes Lettres avec attention , & je ſoutiens que ces
mêmes Lettres décompoſées , analiſées par le plus ſévére
Cenſeur, il n'en réſultera jamais autre choſe que des pré-
ſomptions peut-être un peu fortes ſur l'inſuffiſance de ſon
Remède , & de légeres inſinuations de faits très-véritables
dont j'ai la preuve. Or, pour juger ſi ces faits ſont calomnieux, il faut m'avoir mis dans le cas de ne pouvoir les
conſtarer , & c'eſt ce qui reſte à faire au Docteur.

Le Remède de M. de *Torrès* a beſoin de protections :
il a raiſon d'en chercher, & d'en ſolliciter de toutes parts.
Mais il veut que toutes les perſonnes qui lui ont donné des
Certificats faſſent cauſe commune avec lui ; il fait tous ſes
efforts pour les impliquer dans notre querelle, & pour les
ſoulever contre moi. C'eſt les inſulter perſonnellement ,
c'eſt les calomnier, ſelon lui, que d'oſer ſeulement penſer
que quelqu'un ait pû les ſurprendre ; comme s'il étoit quelque homme au monde qui pût être exempt de ſurpriſe.
M'eſt-il échappé contre aucun des approbateurs du nouveau Remède, un ſeul mot qui puiſſe les offenſer, & donner lieu au moindre ſoupçon contr'eux ? Je me ſuis contenté d'oppoſer des faits dont je ſuis certain , à d'autres
faits qui ſont fondés ſur des témoignages très-graves ,
mais dont les premiers m'autoriſent au moins à douter. M.
de *Torrès* convient lui-même que ſa Méthode n'eſt pas in-

faillible. Qu'ai-je dit, & que dis-je encore autre chose ? Ce qui s'appelle calomnier, c'est de suppofer, comme il le fait dire à fon prétendu Médecin *Bertrand*, » Que j'ai mis » à deux doigts de la mort le Malade que j'ai traité après » lui, & qu'il eft plus mal qu'auparavant ; que mes 35 » années de travail, font 35 années d'ignorance ; que mon » Remède a fouvent des fuccès funeftes ; que M. Aftruc a » démontré l'inefficacité de ce Remède ; que j'ai contre » moi l'Arrêt du Public &c. « Je le défie de prouver jamais une feule de ces affertions, & tant qu'elles ne feront pas prouvées, il eft lui-même convaincu de calomnie à mon égard. Il y a plus : fi je fuis un calomniateur pour avoir publié mes doutes fur l'infaillibilité de fon Spécifique & pour y perfifter encore malgré tous fes Certificats, il l'eft du moins autant que moi, lui qui d'un trait de plume, en me taxant d'ignorance, s'infcrit en faux contre un grand nombre de pareils Certificats que j'ai en ma faveur, & qui valent bien ceux qu'il produit. Les témoignages de feu M. de *Chirac*, mort Premier Médecin du Roi ; de M. *Boudin* qui avoit été Premier Médecin de la Dauphine (Ducheffe de Bourgogne) ; de M. *Helvetius*, Premier Médecin de la Reine ; de MM. *Malouet* & *Morand*, Médecin & Chirurgien des Invalides ; de M. *Thibaut*, Chirurgien en chef de l'Hôtel-Dieu de Paris, & de plufieurs autres que j'ai rapportés dans quelques-uns de mes Ouvrages, ne font ni moins précis, ni moins refpeftables, que ceux dont M. de *Torrès* a farci les Ecrits de fes Prête-noms, & récemment le Mercure. Les démentir formellement par les reproches d'impéritie qu'il accumule contre moi, n'eft-ce pas, pour lui rendre fes termes, *oppofer une négative infultante à des hommes irréprochables ?*

Il eft vrai que tous mes Certificats ont 27 à 28 ans de date, mais leur ancienneté même dépofe en faveur de mon expérience ; elle fait voir que j'ai fait mes preuves, long-rems avant qu'il fût queftion du Docteur Efpagnol & de fon Remède. Si ces témoignages avoient befoin d'être confirmés par de nouveaux , je rapporte dans ma premiere Lettre (à la page 4.) deux guérifons nouvellement opérées par ma Méthode ; l'une fous les yeux de M. *Malouin*, Medecin ordinaire de la Reine ; l'autre à la connoiffance de 'M M. *Vernage* , *Dumoulin* , *Morand* & *Sorbier*.

M. de *Torrès* confond toutes les idées : il croit voir partout la paffion qu'il apporte à la lecture de mes Lettres ; & tandis qu'il fe permet exclufivement les perfonalités les plus outrageantes, il ofe qualifier de *Libelle* un écrit où lui feul a pû imaginer cet odieux caractere. Quand j'ai pris la liberté d'écrire à l'occafion de fon Remède, je ne me fuis point caché fous des noms fictifs ; j'ai mis mon nom à mes Ecrits, pour qu'il ne m'échappât rien que je ne pûffe avouer. Si dans notre conteftation M. de *Torrès* avoit eu le courage de fe montrer, il n'auroit jamais ofé dire , comme fon prétentu Carboneil, *que je n'ai point d'honneur à perdre*. Suivons la Réplique de M. *Bertrand*.

Elle peut fe réduire à deux objets. Le principal étoit de répondre à ma troifième Lettre qui ne regardoit point directement M. de *Torrès* ; mais cet objet eft fubordonné à un autre plus important. Tous les intérêts fe confondent dans le feul M. de *Torrès* ; on fait ici de nouveaux efforts , foit pour défendre fon Spécifique , foit pour décrier mon Remède , & on reléve feulement quelques endroits de mes Lettres , que je n'aurai pas de peine à juftifier.

Pour couvrir la collufion qui faute aux yeux de tous les Lecteurs , on rapporte au commencement une Lettre de M. de *Torrès* , accommodée à la Piéce , & adreffée à M. *Bertrand*. Dans cette Lettre (qui eft proprement *Comædia in Comædia*) on fait dire entr'autres chofes au Docteur , *qu'il offre au Public pour le fait le plus vraifemblable* (qui eft celui de la guérifon radicale de fes Malades) *le même corps de preuves qui fuffiroit pour conftater un miracle*. Je laiffe apprécier au Lecteur l'indécence de l'expreffion , & la témérité du paralelle.

J'ai fait dans ma troifième Lettre un Dilemme que M.

Bertrand essaye de retorquer contre moi. Il apportoit la prétendue guérifon de fes Dartres imaginaires, en preuve de l'efficacité du nouveau Mercure. Pour faire voir à M. *Bertrand* qu'il n'eft pas heureux dans le choix de fes preuves, je n'examine plus, comme dans ma feconde Lettre, fi fon Mercure guérit ou ne guérit pas les Dartres ordinaires; mais je lui fais cet argument: » Vos Dartres étoient vénériennes, » ou ne l'étoient pas; fi elles n'étoient pas vénériennes, vous » prouvez feulement que le nouveau Mercure guérit les » Dartres ordinaires; fi elles étoient vénériennes vous prou- » vez fans doute d'avantage, mais c'eft au prix d'un aveu que » vous pouvez feul ne pas trouver humiliant, fur-tout pour » un homme qui fe qualifie Médecin ». Où eft la fingularité d'un argument fi fimple ! Et comment peut-on dire que *les deux parties du Dilemme font contre moi* ? Il faut avoir l'efprit bien tourné aux fubtilités du fophifme, pour trouver dans des inductions de pur raifonnement ce qu'on appelle ici des *aveux* en faveur de M. de *Torrès*. Argumenter fur les pré- rendues preuves d'un fait, eft-ce convenir du fait même? Non, *Monfieur Bertrand*, lifez mieux, ou tâchez d'enten- dre ce que vous lifez. Je ne fuis convenu de rien. Je ne conviens pas plus ici que dans ma feconde Lettre, que la Pomade Mercurielle guériffe fans retour les Dartres ordi- naires; & je ne conviendrai jamais, fans de bonnes preuves, qu'elle guériffe les Dartres vénériennes. Mais deux mots tranchent tout. Les Dartres de M. *Bertrand* font une fic- tion comme fa perfonne, & s'il exiftoit un lépreux guéri par M. de *Torrés*, pour conftater une pareille Cure, le Docteur ne s'en tiendroit pas au feul témoignage du Malade.

C'eft ici l'endroit d'expliquer ce que je penfe en général des Dartres qui ne font point véroliques.

Peut être en eft-il d'incurables; il eft fûr au moins qu'il y en a de très-difficiles à guérir. On fait difparoître aifé- ment ces cruelles maladies de la peau. Les Purgatifs réi- térés & certains Topiques effacent fouvent les plus rebelles. Mais ordinairement cette guérifon n'eft que momentanée;

quelque-tems après la ceffation des Remèdes les Dartres reviennent. Si d'un autre côté le Mercure paroît les emporter ou plus promptement ou plus efficacement que les Remèdes ufités ; c'eft parce que l'action des liquides étant fortement augmentée par l'activité de ce Minéral, ils entraînent avec eux l'humeur qui fe feroit dépofée dans les glandes milliaires, & par conféquent l'empêchent de développer fon acrimonie. Mais a-t'on ceffé l'ufage du Mercure ? infenfiblement les liqueurs reprennent leur mouvement naturel. Bien tôt la féparation du levain Dartreux fe fait appercevoir, & le retour plus ou moins prompt des Dartres prouve évidemment que le vice, fans être détruit, n'avoit fait que rentrer, ou fe mêler dans la maffe de la circulation. A l'égard des Dartres qui proviennent d'un principe vénérien, le Mercure bien adminiftré les guérit radicalement. Il ne feroit donc pas merveilleux que ces Dartres puffent céder au Remède de M. de *Torrès*. Mais le tems feul nous apprendra s'il guérit effectivement les Dartres ordinaires, ou celles dont la caufe réfide dans l'habitude des humeurs. J'ai donné mon Remède à un Enfant de dix ans (1), dont le corps étoit tout couvert de Dartres ; elles difparurent entiérement au bout de deux mois. Plufieurs Chirurgiens ont vû cette Cure ; mais tous font tombés d'accord qu'ils n'auroient jamais ofé l'attefter, qu'au bout de deux années d'épreuves. M. de *Torrès* a le privilége d'obtenir des Certificats, à l'inftant qu'on s'eft apperçu de la difparution des Dartres ; c'eft un avantage fans doute, mais j'ai de très-bonnes raifons pour ne point le lui envier.

M. *Bertrand* demande avec un ton affuré (qu'il emprunte apparemment de fon chaperon) qui doit être crû de lui ou de moi fur la maladie du Chirurgien qui eft venu de 150 lieues trouver exprès M. de *Torrès*.

J'ai véritablement foutenu, que ce fujet dans l'état où je l'ai vû n'avoit pas befoin du Remède de M. de *Torrès* ni d'aucun autre ; mais il eft faux, comme *Bertrand* l'avance,

____

(1) Il demeure rue Greneta chez un Miroitier, près de l'Hôpital de la Trinité.

que j'aye été feul de mon fentiment. C'étoit l'avis des Médecins & des Chirurgiens que j'ai cités dans ma Lettre fur la foi de M. de *Torrès*. Dans la vifite que me rendit ce Docteur, il m'avoua que ces Praticiens penfoient la même chofe de ce Malade. Depuis M. *Lorry*, Médecin confulté par le fujet en queftion, lui défendit expreffément l'ufage du Mercure.

Mais pour faire voir combien ce *Bertrand* refpecte peu la vérité, en me fuppofant feul de mon opinion, & combien il abufe des termes en l'appellant *une monftrueufe incrédulité*, il faut produire ici le détail que l'homme de 150 lieues fit dans une Lettre au Docteur, lorfqu'il eut pris la réfolution de fe mettre entre fes mains. Cette piéce ne peut être fufpecte, je tiens de l'Auteur même la copie que je vais repréfenter très-fidèlement.

» Puifque vous voulez bien entreprendre la Cure des
» maux affreux qui m'accablent depuis fi long tems, je
» dois vous donner un détail circonftancié de leur origine &
» de leur progrès, ainfi que du fuccès malheureux dont
» les différens traitemens qu'on a employés jufqu'ici pour
» les détruire ont été fuivis. En 1746. il me furvint un
» enchiffrenement fi confidérable qu'à peine pouvois-je
» refpirer par le nez ; à cette incommodité fe joignirent de
» grands maux de tête qui m'ôtoient le fommeil ; quelques
» faignées avec un régime humectant & délayant calmé-
» rent tous ces accidens : l'enchiffrenement fe termina par
» une fuppuration abondante & extrêmement fœtide dont
» on n'a jamais pû tarir la fource. En 1747. une exoftofe ou
» tumeur gommeufe parut à côté du nez fous l'œil gauche ;
» le palais étoit parfemé de boutons enflammés & très-dou-
» loureux ; des puftules rondes & dures fuintant un pus
» rouffeâtre, fe voyoient en différens endroits du Corps.
» Quoique je n'euffe jamais eû de la vie aucun de ces fymp-
» tômes qui font les avant-coureurs ordinaires de la vérole,
» tels que les Chancres, Poulains, Chaudepiffes &c, Per-
» fonne ne douta que je ne fuffe dans le cas de paffer par
» les

» les Remèdes. Ce qui fut fait par extinction, par le Conseil
» & sous les yeux d'un Chirurgien de réputation, qui au
» bout de deux mois que dura le traitement fit disparoître
» tous les accidens, excepté l'écoulement sanieux du nez
» qui ne fit que diminuer ; mais je ne m'en inquiétois pas
» beaucoup, me flatant de le voir cesser de jour en jour
» comme on me le faisoit espérer. Cependant quatre mois
» s'étoient à peine écoulés, qu'on vit tous les maux ci-dessus
» énoncés revenir avec plus de fureur qu'auparavant. La
» Faculté de notre Ville assemblée n'hésita pas à décider
» que j'avois été manqué, & à me prescrire de repasser par
» les Remèdes à toute rigueur ; les progrès rapides du mal
» & l'approche de l'hyver, firent omettre les préparations
» requises en pareil cas ; des frictions fortes données dans
» de courts intervalles me procurérent une salivation si
» abondante, qu'on fut obligé de m'ôter les linges ; on la
» soutint au point où elle devoit être pendant vingt-cinq
» jours, au bout desquels on me crut si bien guéri que les
» partisans de l'ancienne méthode s'en applaudissoient, &
» même un peu trop, puisqu'au printems de 1748. toutes
» mes infirmités se manifestérent avec plus de malignité que
» jamais. Une maladie si rebelle dérouta tous nos Méde-
» cins & Chirurgiens ; ils ne sçavoient plus quels conseils
» me donner, lorsque je fus à Montpellier consulter M.
» *Fizes*. Ce Médecin célèbre parut être aussi embarrassé que
» les autres, quand il fut question de déterminer la cause d'un
» mal aussi terrible qu'il paroissoit singulier ; il décida pour-
» tant après un mûr examen que la maladie n'étoit point véné-
» rienne, attendu qu'il n'avoit jamais paru sur moi, comme
» je l'ai déja dit, aucun de ces symptômes qui précédent
» presque toujours la vérole, & qui souvent la caractérisent, &
» que d'ailleurs j'avois fait par deux fois un usage infructueux
» du Mercure. Mais n'osant résoudre la difficulté, il l'éluda
» en disant que les affections dont j'étois atteint ne prove-
» noient que d'une acrimonie insigne du sang & de la lym-
» phe, qu'on ne pouvoit corriger que par un traitement

C

» long & méthodique ; les bouillons, ptifannes, laita-
» ges, bains &c. qu'il me prefcrivit, ne firent que fuf-
» pendre l'activité du mal, puifque à peine avois-je fini
» d'exécuter fon Ordonnance, que l'exoftofe s'enflamma ainfi
» que l'intérieur du nez, les boutons du Palais formérent
» en s'excoriant des ulcéres ronds avec des bords calleux,
» des ruiffeaux de pus couloient par les narines, les gen-
» cives fe gonflérent, les dents incifives s'ébranlérent. M.
» Fizes que je fus revoir ne revint pas de fon premier avis,
» à la vûe des fignes fi peu équivoques de la vérole ; mais
» ne fçachant que m'ordonner, il m'envoya pour derniere
» reffource à Bareges, où je paffai l'été de 1749. Les bains,
» les Douches, joints à un bon régime firent merveille en
» apparence ; une partie du Vomer, des cornets & des la-
» mes offeufes s'exfolia, les dents ébranlées étant tombées,
» les autres parurent fe raffermir ; cependant voyant quel-
» que-tems après mes maux empirer de plus belle, je pris
» le parti de faire le voyage de Paris, où j'arrivai au com-
» mencement de 1750. Meffieurs Aftruc, de l'Epine, Mo-
» rand, Faget, ainfi que Meffieurs Petit & Boudou, qui
» vivoit pour lors, dirent qu'on ne pouvoit attribuer tous
» ces ravages qu'à une caufe vérolique ; mais trompés fans
» doute par le bon état apparent ou Barege m'avoit mis, &
» ne fe doutant nullement que j'euffe été manqué deux
» fois, ils décidérent unanimement, quoique féparément,
» que le vice n'étoit plus que local, & qu'il falloit en
» abandonner la guérifon à la nature fecondée d'un bon
» régime. Raffuré par la décifion de tant d'habiles gens, je
» partis fort fatisfait de mon voyage. Ma fécurité ne fut pas
» de longue durée. La furdité accompagnée de grands bat-
» temens dans la tête & dans les oreilles fe joignit aux an-
» ciens accidens, & ceux-ci devinrent plus confidérables.
» C'étoit en l'année 1751. que je paffai dans une perpléxité
» des plus cruelles ; j'ufois tantôt des anti-fcrophuleux,
» tantôt des anti-fcorbutiques, & même du Remède de M.
» *Dumouret*, parce qu'en Bohême j'avois eu les gencives

» faignantes , & quelques taches livides répandues fur le
» Corps. Que vous dirai - je ? tous les remèdes connus juf-
» qu'à l'eau de Gaudron furent employés vainement. Ce
» fut en 1752. que je reconnus mais trop tard que j'avois
» été manqué. L'autorité de M. Fizes , que je refpectois
» infiniment , m'avoit fait rejetter le Mercure ; j'y eûs pour
» lors recours comme à un Dieu tutelaire ; ma confiance
» ne fut point trompée , moyennant une douce falivation
» que je fis durer trois mois , tous mes maux s'évanouirent
» pour ne plus reparoître que foiblement , excepté l'écou-
» lement purulent par le nez , qui a toujours fubfifté , tan-
» tôt plus grand , tantôt moindre. Au Printems 1753. je
» commençai par maigrir, je fentis quelques douleurs vagues
» qui s'augmentoient la nuit , la morve purulente coula plus
» abondamment. Perfuadé que ce dernier fymptôme en-
» gendroit tous les autres , je réfolus de tenter encore une
» fois d'en voir la fin. Après m'être bien préparé , je fis
» ufage de frictions légeres , afin d'être en état d'en foutenir
» l'effet plus long-tems ; j'employai pendant ce dernier
» traitement près d'une livre d'Onguent Mercuriel à moitié
» graiffe , obfervant un régime très-exact , ne prenant qu'un
» peu de foupe , du lait , & quelques œufs frais ; je foutins
» enfin la falivation pendant cinq mois confécutifs, fans que
» l'ulcére du nez fe foit entiérement cicatrifé. Bien des
» grands hommes m'ont dit , & me difent encore tous les
» jours , qu'il n'y a plus qu'un vice local , que le tems , la
» nature & un bon régime guérira. Ces raifons me con-
» vaincroient, fi une malheureufe expérience ne m'avoit ap-
» pris , que ce vice prétendu local eft entretenu par un refte
» de virus , qui cantonné dans le nez , c'eft-à-dire dans une
» partie fpongieufe fans ceffe abreuvée de pituite & de
» mucofité , s'y eft toujours maintenu , parce que le Mer-
» cure n'a pas pû y être pouffé avec le degré de force & de
» vîteffe néceffaire pour l'en expulfer totalement. Ainfi
» croiffant avec le tems , il fe répand dans le refte du corps ,
» & y renouvelle tous les anciens accidens. J'ai effayé

» quelquefois d'augmenter dans chaque friction la dofe de
» l'Onguent pour en rendre l'activité plus forte ; mais ç'a
» toujours été au péril de ma vie , par le tranfport ou la
» difficulté de refpirer. D'où je conclus que le Spécifique
» de la vérole , tel que nous le connoiffons , n'eft guéres
» digne de ce nom vis-à-vis de la mienne , au point où elle
» eft parvenue ; je penfe même que fi elle eft curable , ce
» ne fera que par le moyen de votre Mercure , puifqu'on
» peut le donner fans danger aux plus fortes dofes. Les mer-
» veilles qu'il a opérées & qu'on voit détaillées de la maniere
» la plus autentique dans les Journaux , m'ont fait entre-
» prendre un voyage de cent cinquante lieues pour en
» éprouver l'efficacité. Si une entiere confiance en vous
» peut l'augmenter , j'aurai bien-tôt lieu de me confoler
» de toutes mes fatigues.

« Je n'ai au refte que 35 ans, & je fuis d'un tempéram-
» ment très-robufte.

» J'ai l'honneur d'être , &c.

Que réfulte-t'il de cette Lettre ? Deux vérités incontefta-
bles , 1°. Que mon fentiment fur l'état du Sujet dont il s'agit,
loin de m'être particulier , eft conforme à celui de très-habiles gens qui m'avoient même prévenu. 2°. Que l'atteftation de M. *Petit*, toute confidérable qu'elle eft , ne pouvant affoiblir l'autorité des Praticiens qui ont été d'un avis
contraire , j'ai eu quelque raifon de déférer à la pluralité
des opinions. Cette unique atteftation de M. *Petit*, eft ce
que M. *Bertrand* appelle avec fa jufteffe ordinaire, *un fait
bien circonftancié*.

Mais quand ce témoignage unique ne feroit pas au
moins balancé par plufieurs autres auffi graves ; quand la
réalité de la maladie feroit bien & dûement conftatée, que
prouveroit-on en faveur de M. de *Torrès* ? A-t'il guéri le
Malade ? C'eft cette guérifon qu'il falloit prouver , & dont il
n'eft pas feulement queftion. Comment en effet juftifieroit-
on de la guérifon du Sujet , puifqu'après un traitement de
deux mois , & bien de la dépenfe faite à Paris , il s'en eft

retourné comme un fpeƈre , avec le regret d'avoir fait inutilement 300 lieues.

Je n'ai jamais prétendu décréditer le Remède de M. de *Torrès* , parce qu'il n'avoit pas guéri en cinquante jours le Malade que j'ai traité après lui. A la vérité ces cinquante jours , felon la façon de compter ufitée en France , ont duré trois mois & demi. Mais le traitement du Doƈeur eût il été quatre fois plus long , on n'auroit point compté le tems , fi le Doƈeur avoit réuffi ; & je n'avois fait remarquer la durée de ce traitement inutile , que parce que M. de *Torrès* fe vantoit principalement d'opérer les guérifons les plus promptes.

C'eft ici qu'on fait dire au *Bertrand* que *j'ai mis deux fois ce même Malade à deux doigts de la mort , que je le tourmente depuis fix mois par des Remèdes , & qu'il eft plus mal qu'auparavant.*

A des affertions auffi fauffes , il n'y auroit qu'une réponfe à faire & très-courte , & la feule enfin que mérite l'impofture ou la mauvaife foi. Mais le malade même fe la réferve ; il confondra toutes ces calomnies, en ne faifant que fe montrer. Je vais cependant rendre compte de l'état où j'ai trouvé ce Malade , & des accidens qui font furvenus : je ne dirai rien qui ne foit entiérement conforme à la vérité.

J'avouerai que j'ai méconnu d'abord toute la malignité d'une maladie irritée par des traitémens dont la multiplicité nuit toujours autant que leur infuffifance. Un examen trop précipité du Sujet m'avoit fait avancer dans ma premiere Lettre , que je comptois dans peu le tirer d'affaire. M. *Peinne* Maître en Chirurgie qui le vit avec moi , en jugea de même. Le *Bertrand* , ou fous ce nom M. de *Torrès*, triomphe ici de ma confiance , comme s'il n'étoit pas dans le cas lui-même , & fi en fe trompant avant moi, il n'avoit pas plus contribué que perfonne à rendre la cure difficile ? Mais , 1°. Que l'on fe rappelle le délabrement du Malade , tel qu'il eft décrit dans ma premiere Lettre.

» Il avoit à l'aîne du côté droit une tumeur vénérienne

» ouverte alors depuis trois mois par une incision longitu-
» dinale, & il couloit de cet ulcere une matiere si corrosive
» que toute sa circonférence intérieure se trouvoit dilacé-
» rée à la profondeur de trois ou quatre lignes. Il s'étoit
» formé dans toute l'étendue de la playe quantité de sinus
» que l'on découvroit à la faveur de ces dilacérations. La
» divifion des chairs s'étendoit jufqu'à la partie fupérieure
» latérale & interne de la cuiffe. Elle étoit terminée par une
» dilacération encore plus confidérable, & elle formoit ce
» qu'on appelle vulgairement *un cul de Poule* «. Tels étoient
les progrès du mal, quand je me chargeai de l'infortuné
fujet que venoit d'abandonner M. de *Torrès*. 2°. Ce Malade avoit encore une fiévre continue avec des redouble-
mens, & de plus une diffenterie accompagnée des plus
fâcheux fymptômes. Ces deux accidens ne pouvoient s'attribuer qu'au levain vérolique que tous les Remèdes apparemment n'avoient fait que développer, ou à la grande
quantité de Mercure qu'on avoit introduit dans le corps.
Les douleurs vives que le Malade fentoit dans toute l'étendue du bas-ventre, & les envies fréquentes d'aller à la felle,
où il ne rendoit que du fang tout pur, manifeftoient non-
feulement un engorgement dans les glandes & dans les
vaiffeaux fanguins des inteftins, mais encore des érofions
& des ulcérations qui entretenoient le flux de fang. La
fiévre & les ardeurs d'urine que le Malade reffentit pendant les 8 ou 10 premiers jours étoient probablement
fymptomatiques.

Il y a donc beaucoup d'apparence que le levain vérolique n'ayant pas été détruit, avoit altéré les folides, &
formé des obftruĉtions qui produifoient tous ces accidens.
Mais quand le vice vérolique auroit eu moins de malignité,
la feule quantité de Mercure dont on avoit accablé le
Corps ne fuffifoit-elle pas pour caufer tout ce défordre?
Quoi qu'il en foit, il eft très-certain que le Remède de
M. de *Torrès* n'avoit fait que gliffer fur le mal qui fubfif-
toit dans toute fa force : car dès le cinq°. ou le fixiéme jour

que j'eus le malade chez moi, il lui vint un bubon fous
l'aiſſelle, un chancre à la couronne du gland, & un ulcére
au palais. Or j'en fais juge tout ce qu'il y a de vrais Praticiens en France : ces funeſtes complications de fiévre & de
diſſenterie, n'exigeoient-elles pas que l'on fuſpendît tous
les Remèdes anti-vénériens ? Dans les régles de la bonne
Pratique, ne devois-je pas attaquer d'abord des maladies
plus dangereuſes par le progrès qu'elles faiſoient chaque
jour, que celle qui étoit l'objet de mon Remède ? Pour
faire ceſſer des accidens qui intéreſſoient la vie du Malade,
pouvoit-on apporter trop de précautions & trop de lenteur
dans le choix & dans l'adminiſtration des fecours que fon
nouvel état demandoit ? Pouvois-je enfin rien haſarder,
rien bruſquer, ſans me rendre coupable de fa mort? Quelle
patience & combien de tems n'a-t'il pas fallu pour rappeller
une fuppuration qui étoit totalement fupprimée ? Ce n'eſt
donc plus ici fimplement une Maladie vénérienne qu'il s'a-
giſſoit de guérir : j'avois à diſſiper les plus terribles fymptômes, une fiévre très-opiniâtre, un flux de fang prefque
continuel ; maladies dont la guériſon dépendoit d'un traitement doux, d'une prudence & d'une attention fingu-
liére, & fur-tout du tems. Sans ces accidens que je n'a-
vois pas prévûs, j'aurois emporté promptement un mal qui
n'avoit rien d'extraordinaire, rien de difficile & de nouveau pour moi. M. de *Torrès* a bonne grace de me reprocher *la lenteur inefficace de mon Remède*, lui qui après une
longue épreuve de l'inefficacité des fiens a cruellement
abandonné fon Malade dans l'état du monde le plus affreux.
Ce malheureux, dont le feul afpect infpiroit autant la ter-
reur que la compaſſion, étoit fi exténué par la durée de fon
mal & par la quantité des Remèdes eſſayés inutilement par
M. de *Torrès*, qu'il eut à peine la force de defcendre l'efcalier
de la maiſon où il logeoit rue des Gravilliers, pour fe
faire tranſporter chez moi dans la rue Françoiſe.

Au reſte quelque tems que j'aye mis à traiter le Malade
en queſtion, il s'agit de fçavoir fi je l'ai guéri. Il m'aura

fallu, fi l'on veut, un an pour opérer une guérifon que je m'étois flatté de faire en un mois. Mais je l'ai faite au moins cette guérifon, & M. de *Torrès* l'a manquée. Cette Cure que je foutiens être radicale, eft un fait décifif & qui tranche tout. Il prouve d'abord évidemment l'incertitude du nouveau Remède ; d'autre part il met dans le plus grand jour la fupériorité du mien.

Une preuve que la longueur de cette Cure n'a été caufée que par les accidens décrits ci-deffus, eft celle que j'ai faite en même-tems d'un autre Malade, dont l'état n'étoit guéres moins fàcheux, fi ce n'eft qu'il n'y avoit point de complication. Les Praticiens en jugeront par le détail que j'en vais faire.

Le premier de Juillet dernier, une perfonne de confidération vint me confulter fur une maladie très-vénérienne. Dans la vifite que je fis, je trouvai que les glandes inguinales du côté droit étoient extrêmement gonflées & qu'il y avoit trois fiftules qui fourniffoient une matiere fanieufe. La plus confidérable avoit les bords durs & renverfés ; celle-là fuppuroit le moins. Le Malade avoit de plus une fiévre lente & des infomnies continuelles qui confumoient un tempérament déja fort affoibli. Il me dit que peu de tems après les approches d'une femme, il lui étoit venu un chancre à la bafe du gland, dont l'exiftence fut confirmée par un Maître en Chirurgie de la Ville de Lyon. Ce Chirurgien lui adminiftra les Remèdes qui paroiffoient convenables ; mais pendant ce traitement même les glandes inguinales s'enflerent, la tumeur groffit beaucoup, & la douleur devint fi vive, que le Malade préfumant qu'il y avoit de la faute du Chirurgien, prit la pofte & fe rendit à Montpellier. Il fut conduit chez un Médecin en réputation pour ces fortes de maladies. La décifion du Praticien fut, qu'il falloit paffer par les grands Remèdes. On fit pour cet effet les préparations ordinaires, & enfuite le Malade fut mis à l'ufage des frictions.

Une falivation abondante qui dura vingt jours l'avoit
tellement

tellement affoibli qu'on fut obligé de la fupprimer. Pendant ce dernier traitement, le Chancre difparut, & la tumeur inguinale s'abfcéda. On étendit l'ouverture par le moyen du Biftouri, & la fuppuration fut entretenue ; mais les glandes qui la fourniffoient devinrent fquirreufes & indolentes. Cette indication fit croire qu'il ne reftoit plus de levain vérolique. En conféquence on imagina qu'un bon fondant renouvellé de tems en tems fuffiroit pour diffiper ces duretés ; & comme les forces du Malade étoient épuifées, on lui confeilla d'aller prendre l'air natal. Il fuivit ce confeil, & ne s'en trouva guéres mieux. L'opiniâtreté de la tumeur, & les fiftules qui fubfiftoient toujours produifoient des fymptômes affez fenfibles, pour que l'on ne pût pas douter de l'exiftence du virus. Dans cet état, le malade confulta M. *Fizes*, Médecin célébre de la Faculté de Montpellier. Ce Médecin connut d'abord qu'un levain vérolique caufoit l'opiniâtreté du mal ; mais par fa confultation que je vais rapporter, il paroît que l'état du Malade demandoit autant d'attention que la maladie même. Je laiffe parler M. *Fizes*.

» Puifque le Malade prit au mois de Novembre dernier » un poulain & un chancre, il n'eft pas douteux qu'il ne » prît la vérole, & qu'il n'eût eu befoin tout de fuite de » paffer par le grand Remède bien méthodiquement, au » lieu de s'expofer à un traitement informe, pénible, long » & cruel qu'il a fubi en pure perte, étant certain que ce » traitement ne l'a point guéri faute de préparations con- » venables & d'adminiftrations méthodiques du Mercure » & du régime de vivre. C'eft pourquoi j'eftime que le » malade a toujours la vérole, & même qu'il eft plus dif- » ficile d'être guéri à préfent qu'il ne l'étoit au commen- » cement de fon traitement, n'étant pas fi aifé de guérir » un homme manqué, qu'un homme qui n'a point fubi pa- » reil traitement. Cependant comme le Malade eft jeune, » fuivant les apparences, il y a tout lieu de préfumer qu'on » pourra en venir à bout, mais avec plus de peine & de » tems.

Confultation de M. *Fizes*.

D

» Comme il a befoin de préparations longues, qu'il eſt
» affoibli, & que nous entrons dans l'été, faiſon peu pro-
» pre pour l'adminiſtration du Mercure, il faut renvoyer
» ce traitement à la fin d'Août. C'eſt pourquoi d'ici à ce
» tems-là, il faudra faire des préparations antécédentes de
» la maniere fuivante.

» On fe purgera d'entrée avec deux dragmes de Folli-
» cules de Senné, & une dragme de Rhubarbe concaſſée
» que l'on fera infufer dans un verre d'eau pendant la nuit
» fur les cendres chaudes, y diſſolvant le lendemain ma-
» tin deux onces & demie de Manne.

» On paſſera enfuite à l'ufage des bouillons, qui feront
» faits avec un jeune poulet, la chair, le fang, le cœur,
» & le foye d'une tortue de grandeur médiocre, deux
» dragmes de racine d'efquine coupée par tranches, trois
» écreviſſes de riviere pilées en vie, & une poignée de
» chicorée amére de jardin.

» Ayant pris ces bouillons 15 matins, on fe purgera
» comme auparavant, pour en venir au petit lait de ché-
» vre, ou de vache, tiré par la prefure, ou par la crême
» de tartre ; la dofe en fera de douze à quinze onces. On
» le clarifiera avec le blanc de deux œufs, y faifant bouil-
» lir pendant la clarification une groſſe pincée de feuilles
» féches de lierre terreſtre, & l'ayant coulé on y ajoutera
» une cuillerée de fucre rapé.

» Ayant pris ce petit lait 15 matins, on fe purgera com-
» me auparavant... S'étant repofé cinq ou fix jours, on paf-
» fera au bain domeſtique que l'on prendra le matin à jeun
» pendant dix jours, avalant à la fortie un bouillon fait
» avec demie livre de colet de mouton.

» S'étant enfuite repofé deux ou trois jours, on prendra
» huit matins les bouillons de tortue ordonnés ci-devant,
» pour revenir à une feconde dixaine de bains domeſti-
» ques, avec le bouillon tout comme auparavant.

» S'étant repofé enfuite deux ou trois jours, on reprendra
» huit matins les bouillons de tortue ordonnés, pour reve-
« nir enfuite à prendre une troifiéme fois les bains domeſti-
» ques tout comme auparavant.

» Sur la fin d'Août, ou au commencement de Septem-
» bre, on commencera les préparations immédiates, fai-
» fant prendre au Malade au moins trente bains, à deux
» par jour, & adminiftrant enfuite l'onguent Mercuriel,
» comme il convient, & avec prudence.

» N'étant pas poffible d'entrer dans un plus long détail,
» foit pour les préparations, foit pour l'adminiftration de
» l'onguent, on ne peut que confeiller au Malade de
» prendre garde à fe mettre entre les mains d'un homme
» habile & expérimenté en pareils traitemens, parce qu'il
» peut arriver une infinité d'accidens qu'on ne peut pas pré-
» voir, & auxquels on ne peut remédier qu'en voyant le
» Malade journellement.

» A l'égard du bubon, il y a apparence qu'il eft devenu
» fiftuleux, puifqu'on ne peut pas venir à bout de le bien
» cicatrifer. Le virus vénérien qui n'a pas été détruit eft
» l'obftacle qui empêche la guérifon de ce bubon, & il
» ne guérira jamais bien que lorfque le virus vérolique
» fera détruit. Quant à préfent je confeille de le penfer
» fort fimplement, le lavant deux fois par jour, ou avec
» l'eau de Bareges, ou avec la décoction d'hypericum, y
» tenant appliqué un emplâtre de mucilage, & faifant jour
» au pus par le fer, s'il s'arrête trop en quelque endroit.

» Enfin on obfervera un bon régime de vie, s'en tenant
» à la foupe, au bouilli & au rôti, toujours en viande
» blanche, évitant les ragoûts, fritures, pâtifferies, le falé,
» les épices, & toutes fortes d'alimens, foit cruds, foit
» groffiers, ou de difficile digeftion. La boiffon fera de
» l'eau teinte d'un peu de bon vin ; on s'abftiendra de vin
» pur, & de liqueurs, de caffé & de chocolat. On ne veil-
» lera point, on ne fera point d'exercice violent, ni rien
» qui puiffe échauffer. On fera feulement un peu de pro-
» menade, & l'on diffipera fon efprit par des amufemens
» innocens. Délibéré à Montpellier le premier Juin 1754.
» Signé *Fizes*, Profeffeur Royal.

Le Malade fuivit pendant quelque tems avec beaucoup
d'exactitude ce qu'avoit prefcrit M. *Fizes* ; mais la crainte

que fa maladie ne devînt incurable ne lui laiffoit point de tranquillité. Quelqu'un l'ayant alors affuré des bons effets de mon Remède, il prit le parti de fe rendre à Paris, & de fe mettre entre mes mains. Je l'entrepris le huit du mois de Juillet dernier, & le 30 du mois d'Août fuivant fa guérifon fut complette. M. le *Dran*, qu'il fuffit de nommer pour rappeller l'idée du fçavoir, de l'expérience, & de la fageffe réunie à l'intégrité la plus pure, a vû attentivement le Malade ; il eft en état d'attefter le fait.

Quand j'aurois nié formellement la guérifon du Gentilhomme de Bretagne, (ce que je n'ai pas fait) je n'aurois été que l'écho de plufieurs Praticiens très-habiles qui ne l'ont pas jugée poffible, de la façon dont on la rapporte. Un fait qui paroît contraire à toutes les obfervations eft du moins fufpect, & il eft bien permis d'en douter. Mais fi M. de *Torrès* fait des miracles, il ne refte qu'à l'en féliciter ; je ne m'infcris point en faux contre les miracles.

Il n'eft pourtant pas aifé de comprendre, que fa Pomade Mercurielle emporte, ainfi qu'on le prétend, les Gonorrhées les plus opiniâtres. Mais il faut aider à la lettre, & fe fouvenir que le Docteur, pendant l'adminiftration de fa Pomade, ne néglige point les remèdes internes. Il peut donc effectivement avoir guéri quelques Gonorrhées, en faifant prendre à fes Malades, pendant l'ufage des frictions, des tifannes, & d'autres remèdes ufités dans ces Maladies (1). Ainfi la ceffation de l'écoulement que M. de *Torrès* attribue à fa Pomade Mercurielle, fera l'effet des remèdes ordinaires.

M. *Bertrand* (qui eft toujours M. de *Torrès*) croit m'avoir furpris en contradiction avec moi-même. J'ai dit dans ma feconde Lettre que les Rhumatifmes, les Sciatiques, & les fluxions réfiftoient à l'activité du Mercure. Cependant, obferve M. *Bertrand*, j'affure dans un de mes Ouvrages » que j'ai guéri par mon Remède une Dame qui » avoit les glandes du Sein fquirreufes, & un jeune hom-

______

(1) Ceci n'eft pas une conjecture, c'eft la dépofition de plufieurs Malades qui ont été entre les mains du Docteur.

* me affligé d'un Rhumatifme cruel ». Les deux faits font très-véritables , fans que ma propofition foit fauffe : M. *Bertrand* fe connoît mal en contradiction , quoiqu'il n'en foit pas exempt. J'ai réellement guéri Squirres & Rhumatifmes par l'ufage de mon Remède ; mais j'ai l'expérience & la preuve du retour de ces Maladies dans un grand nombre de Sujets , & c'eft en connoiffance de caufe, c'eft par amour pour la vérité, que j'ai crû devoir infpirer une falutaire défiance pour des guérifons qui font rarement radicales. Si M. de *Torrès* prétend être plus heureux que les autres , il faut qu'il attende du tems la confirmation de fes Cures. Les Certificats qu'il entaffe pourront bien conftater le moment , l'état actuel où un Malade s'eft fait voir au fortir de fes mains, mais ne garantiffent pas l'avenir. Quant aux autorités qu'il apporte à l'appui de fes Certificats , je les refpecte affurément, j'en fens tout le poids : mais lorfque j'ai des faits fûrs à leur oppofer, je puis refter dans mon fentiment fans offenfer perfonne. Au furplus je m'en tiens à cet égard à ce que j'ai dit fur les Dartres pag. 14. de cet Ecrit.

J'ai répondu , ce me femble , à tout ce que l'Ecrit de *Bertrand* contient de relatif à mes Lettres ; le refte n'eft que fuppofitions, injures & récriminations, répétées prefque à chaque page , & qui n'auroient pas mérité la moindre réponfe. Je reviens cependant à un fait hafardé parmi beaucoup d'autres. M. *Aftruc* , dit le *Bertrand* , *a démontré l'inefficacité de mon Remède.* On fçait les efforts qu'a fait ce grand Ecrivain (1) pour faire confondre mon Remède , tantôt avec ceux qui n'étoient fufpects que pour n'être pas connus , tantôt avec ceux qui ont commencé par être inconnus & fufpects , & qui après une courte vogue ont été juftement réprouvés. Mais qu'a démontré M. *Aftruc* contre l'efficacité du mien ? Des raifonnemens & des conjectures forment-ils une démonftration ? *Bertrand* a-t'il pû trouver autre chofe dans le Livre de M. *Aftruc* ? Qu'il nous cite un feul fait prouvé , ou feulement articulé contre moi. S'il

______

(1) Dans fon Traité des Maladies Vénériennes , chef-d'œuvre de Stile.

ignore, ou s'il feint d'ignorer la réponſe que j'ai faite au Critique (1), qu'il s'informe au moins quelle impreſſion elle a faite ſur les perſonnes équitables , & ſi M. *Aſtruc* a répliqué. Je lui laiſſe encore à vérifier un fait auſſi certain & auſſi connu, que toutes ſes aſſertions ſont fauſſes : c'eſt que l'Ouvrage de M. *Aſtruc* ne m'a pas fait le moindre tort, & qu'au lieu de décréditer mon Remède , je n'ai jamais été plus employé que dans le tems qu'il a paru. J'ai depuis cinq ou ſix mois à peu près la même obligation à M. de *Torrès* : c'eſt un aveu que je lui fais volontiers en homme auſſi vrai que reconnoiſſant.

Un reproche vague, mais répandu dans tout l'Ecrit de M. *Bertrand* , où l'on cherche à l'inculquer tant qu'on peut , c'eſt que je manque ou que j'ai manqué beaucoup de Malades, c'eſt que mon Remède eſt mourant , tombé dans l'oubli. Comment M. de *Torrès* qui parle, peut-il diſſimuler le défi que je lui ai fait dans ma troiſiéme Lettre, de me citer ou de me produire un ſeul Malade de tous ceux qu'il ſuppoſe que j'ai manqués ? Il eſt vrai qu'il eſt bien plus court d'hazarder une fauſſeté, que de s'embarraſſer de la preuve. Mais ſous prétexte qu'en cette matiere on ne peut nommer ni déſigner clairement perſonne, ne tient-il donc qu'à publier les faits les plus calomnieux ? Il y a tant de façons d'indiquer quelqu'un, ſans le faire connoître à d'autres qu'à la partie intéreſſée , que M. de *Torrès* ne ſçauroit m'alléguer ſon embarras ſur ce point. L'invention ne lui manque pas ; on le voit par les expédiens dont il s'eſt ſervi pour ſe prôner lui-même à ſon aiſe, & pour tâcher de me décrier. S'il étoit en état d'adminiſtrer contre moi la moindre preuve de ce genre , comme j'en fournirai pluſieurs des mauvais ſuccès de ſon Remède, il eſt ſans doute trop ardent pour négliger le ſeul moyen de me nuire plus efficacement qu'il n'a fait. Je lui réitére mon défi : qu'il cherche de quoi me confondre ; il eſt moralement impoſſible que de tous ces Malades manqués, ſuivant ſa ſuppoſition, aucun ne puiſſe ſe montrer, ou conſtater par ſon témoignage, de quelque

(1) Dans le troiſiéme Tome de mon Ouvrage ſur les Maladies Vénériennes

façon que ce foit, l'inefficacité de ma Méthode.

A la fin de l'Ecrit de M. *Bertrand*, fe trouvent deux Piéces, dont je laiffe apprécier l'importance.

La premiere eft une Lettre miflive que *M. Morand* m'écrivit au fujet de ma feconde Lettre. M. *Morand* qui n'eft pas nommé dans l'endroit dont il s'agit, mais qui s'eft cru *bien précifément défigné* par cette qualification vague, *d'un des principaux Membres d'un Corps refpectable*, (l'Académie de Chirurgie) fe plaint que j'aye dit que M. de *Torrès a furpris fon témoignage.* Il me taxe à cette occafion *de légereté*, & il finit par me prier *de ne le citer qu'à propos.* Par rapport à M. de *Torrès*, il paroît ne vouloir prendre aucune part à notre différend ; mais il confirme, autant que befoin feroit, le témoignage qu'il lui a rendu. Voilà toute la fubftance de cette Lettre, qui, felon M. *Bertrand »* eft auffi propre à accréditer la Méthode de M *de » Torrès*, qu'à me couvrir de confufion «. Elle a été tirée du *Mercure de France* de Septembre dernier. Quelques jours après la réception de cette Lettre, je fis à M. *Morand* la réponfe la plus polie qu'il me fut poffible ; & cette efpéce de réparation, fi j'avois été dans le cas d'en faire, auroit dû terminer ce petit incident. Cependant, environ deux mois après, je fus fort étonné d'apprendre que la Lettre de M. *Morand* paroiffoit dans le *Mercure*, & j'eus la fatisfaction de voir que l'apparition de cette Piéce avoit caufé la même furprife aux Lecteurs défintéreffés. Mais trouvant dans le même *Mercure* une Lettre de M. de *Torrès* qui roule encore fur fon Remède, je compris que le Docteur, non content du détail faftidieux de fes Cures, avoit follicité la publication de la Lettre de M. *Morand.* Je crus avoir au moins le droit de faire inférer ma réponfe dans le *Mercure* du mois fuivant, & je m'adreffai à M. l'Abbé *Raynal*, alors Rédacteur de cet Ouvrage. Son exceffive complaifance pour le Médecin Efpagnol ; fa facilité à fe charger d'un Ecrit prolixe, peu convenable dans un Recueil deftiné principalement à l'amufement de la jeuneffe, & qui ne pouvoit qu'ennuyer ou dégoûter la plus grande partie des Lecteurs ; enfin l'objet de ma Réponfe qui étoit de me juftifier poliment d'une offenfe prétendue dont je n'étois point coupable, tout me faifoit efpérer que cette petite Piéce feroit admife dans fon Journal. Mais M. l'Abbé *Raynal*, prodigue du terrein pour M. de *Torrès*, dont la Lettre occupe plus de 17 pages, refufa d'accorder une place à une courte Lettre de 30 ou 35 lignes. J'eus beau lui repréfenter qu'en qualité d'homme public, il ne devoit faire acception de perfonne, & que fon impartialité l'obligeoit de me rendre cette efpéce de juftice, il perfifta dans fon refus. On va juger par ma Réponfe de l'équité du Journalifte.

> » Monfieur, à mon arrivée de Verfailles, j'ai trouvé la » Lettre que vous m'avez fait l'honneur de m'écrire, & je » m'empreffe d'y répondre.

Réponfe à la Lettre de M. Morand.

> » Je vous dois d'abord des remercimens d'avoir bien » voulu me confier vos fujets de plainte, & de me mettre » à portée de me juftifier, ou de vous faire directement » toute la fatisfaction que vous pouvez défirer.

> » Perfonne n'eft plus inftruit que moi des égards qui » vous font dûs : perfonne ne fçait mieux, Monfieur, » combien vous êtes éloigné de tout foupçon d'intérêt ou » de prévention. Il ne s'agit donc entre nous que d'expli-» quer quatre mots de ma feconde Lettre à M. de *Torrès*. » J'ai dit que ce Médecin avoit furpris votre témoignage. » J'ofe vous demander, Monfieur, fi voyant votre nom » parmi plufieurs autres qui dépofoient en fa faveur, j'ai » dû conclurre autre chofe des expériences particuliéres » que j'ai de l'incertitude de fon Remède. Vous convenez, » Monfieur, qu'on vous a montré deux perfonnes malades, » & qu'on vous les a repréfentées guéries. En voilà certai-» nement plus qu'il n'en faut pour vous : on ne doutera » jamais ni de votre intégrité ni de vos lumiéres. Mais ne » furprend-t'on pas tous les jours les plus habiles gens du » monde ? Et quel eft l'homme à l'abri de pareilles fur-» prifes ? Vous n'ignorez pas combien de reffources ont » la cupidité, l'intrigue & l'envie d'établir fa réputation !

» C'eft

» C'eſt donc à vous-même, Monſieur, que j'en appelle de
» vos griefs. Qu'avez-vous trouvé d'offenſant dans une
» expreſſion uſitée, & qui ne porte tout au plus que con-
» tre M. de *Torrès*, qu'elle fait ſoupçonner d'un peu de ma-
» nége? Si j'étois moins connu de vous, ſi vous pouviez
» douter un moment de la ſimplicité de mon intention,
» je vous aſſure expreſſément que je n'ai point eu deſſein de
» répandre le plus léger ſoupçon, ni ſur le motif, ni ſur la
» qualité de votre témoignage.
» J'ai l'honneur d'être &c.

Je demande ſi M. *Morand* ne devoit pas être ſatisfait
d'une pareille explication, & ſi n'étant pas nommé dans
l'Ecrit où je l'ai cité mal-à-propos, il y avoit beaucoup de
néceſſité à rendre ſa Lettre publique, ſans publier au moins
ma Réponſe? J'arrête ici mes réflexions, pour éclaircir
une bonne fois l'idée que j'attache aux Certificats accu-
mulés par M. de *Torrès*. Que prouvent ces Certificats,
ainſi que les miens, ainſi que bien d'autres? Qu'on a vû
des perſonnes malades, & qu'on les a revûes guéries.
C'eſt tout ce que peut atteſter le Praticien le plus clair-
voyant. S'enfuit-il de ce témoignage, que les Malades
ayent été guéris par le ſeul uſage du Remède qu'on veut
mettre en réputation, & que leur guériſon ſoit parfaite?
Il faudroit que les Certificateurs n'euſſent pas perdu de
vûe les Malades pendant la durée du traitement, & qu'il
fût conſtaté par le tems que le mal eſt déraciné ſans retour. Mais comme tous les Certificats rapportés par M. de
Torrès ne juſtifient rien de plus qu'une infinité d'autres ſemblables, certain qu'il a manqué des Malades, j'ai donc bien
raiſon de penſer que s'il en a fait voir de guéris, leur guériſon n'eſt pa radicale, ou qu'elle eſt beaucoup moins
l'effet de ſa Pomade Mercurielle, que des Remèdes ordinaires qu'il ſçait apparemment déguiſer pour accréditer le
ſien. Il aura donc par conféquent ſurpris de quelque façon
que ce ſoit les témoignages dont il ſe pare. Or s'il n'eſt
point de Praticien aſſez ſûr de ſa pénétration & de ſes

E

lumieres pour ofer préfumer qu'il ne peut être furpris, quelle délicateffe peut être bleffée par l'idée d'une pareille furprife ?

Je fçai qu'ayant produit dans le tems des Certificats du même genre que ceux de M. de *Torrès*, & mon Remède étant encore inconnu, on peut retorquer contre moi le raifonnement que je viens de faire. Mais fi je guéris tous mes Malades, fans jamais en manquer un feul, comme j'ofe l'affurer avec vérité, qu'importe comment je gué- riffe ! Ceux qui douteront que ce foit par l'effet de mon feul Remède, font bien les maîtres de douter. Je fuis plus jaloux de guérir & de multiplier mes preuves, que de per- fuader des gens qui n'ont fouvent d'autre raifon pour con- damner de bons Remèdes, que d'en ignorer la nature. Au refte quand j'ai voulu donner mon Remède au Roi, fi des Cures bien vérifiées, fi des traitemens examinés & fuivis par des yeux fûrs & attentifs n'avoient conftaté fes effets, comment aurois-je mérité la confiance du Miniftere ? Ne ferois-je pas même coupable de jouir depuis fi long-tems des bienfaits de Sa Majefté, pour la communication d'un Remède qui n'auroit eû & qui n'auroit encore que des fuccès incertains ou paffagers ? S'il reftoit à cet égard le moindre foupçon, je me propofe d'expliquer fincérement & fidèlement à M. le Premier Médecin & à M. le Pre- mier Chirurgien du Roi, la compofition de ce Remède.

La Piéce qui fuit la Lettre de M. *Morand* (Piéce en- tiérement hors d'œuvre) eft la nouvelle adreffe de M. de *Torrès* avec toutes fes qualités. Elle contient *l'Avis* impor- tant, qu'il n'a plus qu'une heure à donner par jour pour fes Confultations. Je ne rappelle cette Adreffe, que pour con- firmer encore l'individualité du Docteur & de *Bertrand* fon Panegyrifte.

Avant que de quitter M. de *Torrès*, on me permettra de placer ici quelques Obfervations qui mettront le Lecteur en état de juger entre lui & moi.

Nous poffédons chacun une préparation de Mercure,

dont une propriété commune eſt de ne point exciter de ſalivation. Cet avantage eſt conſidérable ; mais M. *Louis* (1) a fait voir qu'outre la Méthode par extinction, le Mercure préparé avec le Camphre épargne aux Malades cet incommode & dangereux flux de bouche. Ainſi autant de rabbatu ſur le merveilleux du nouveau Remède, & ſur les ſingularités du mien. Je ne donne point de frictions, & M. de *Torrès* en donne ; mais pour s'accommoder à ceux qui craignent les frictions, le Docteur a (dit-il) un Mercure doux qu'il fait prendre intérieurement juſqu'à la quantité de cent grains. L'uſage interne de ce Mercure (à la profuſion près que j'ai grand ſoin d'éviter) ſemble donc encore nous rapprocher. Je partage avec M. de *Torrès* le déſagrément d'avoir été regardé comme *un homme à ſecrets*. Il paroît fort ſenſible à cette injure, & il a raiſon. Mais nos Remèdes étant ignorés, c'eſt à l'expérience & au tems à faire au moins connoître leur prix. Ce n'eſt que par des ſuccès longs & ſoutenus, qu'avec un Remède particulier, quelque bon qu'il ſoit, on ſe tire de la foule des Empiriques. Voilà quelques traits de conformité entre M. de *Torrès* & moi ; voyons en quoi nous différons.

J'ai plus de 35 années de poſſeſſion, qu'il plaît à M. de *Torrès* d'appeller autant d'années d'ignorance, mais que des Praticiens mieux inſtruits & plus équitables enviſagent autrement que ce Docteur étranger. M. de *Torrès* ne date que de l'année 1753. Il nous apprend à la vérité que dès 1747. il étoit en état d'annoncer ſa Pomade Mercurielle, & que content de ſes ſuccès il a négligé d'écrire. C'eſt environ ſix ans de ſacrifiés à ſon indolence Philoſophique, c'eſt-à-dire, ſoit à l'amour du repos, ſoit au goût d'une obſcurité ſouvent fort utile. Mais ſon activité depuis plus d'un an l'a bien dédommagé de ce long ſilence. Tenons-lui compte de ces ſix ans ; ce ſera trente

(1) Voyez la Lettre de M. *Louis* Profeſſeur Royal en Chirurgie, ſur les Maladies Vénériennes, dans laquelle il a publié la maniere de préparer le Mercure pour qu'il n'excite point de ſalivation. Elle ſe vend chez *Lambert* Libraire rue de la Comédie Françoiſe. Voyez auſſi l'Ouvrage de M. *Aſtruc* ſur les Maladies Vénériennes.

ans de pratique que j'ai de plus que le Docteur.

Mon Remède, felon M. de Torrès, a manqué des Malades qu'il a guéris. Je l'ai défié plufieurs fois, je l'ai fommé publiquement d'en citer un feul ; il eft fourd à mes interpellations. Un Malade mécontent de fon Chirurgien n'a pas beaucoup de ménagement. Que M. de Torrès m'envoye un Malade que j'aye manqué, ou qu'il ait guéri fortant de mes mains, je m'oblige de nouveau à reftituer ce que j'en aurai reçu, & à rembourfer les frais de tout le traitement du Docteur. Si M. de Torrès faifoit une femblable propofition, il feroit bien-tôt pris au mot, & il auroit certainement plus d'une reftitution à faire. Mais puifqu'il ne fçauroit produire une feule preuve de fait contre l'efficacité de mon Remède, que n'a-t'il accepté le défi que je lui ai publiquement intimé deux fois ? En nous chargeant chacun de quelques Malades, le fuccès le plus prompt & le plus complet auroit décidé notre différend, & fi j'avois fuccombé, j'étois confondu fans reffource. Le filence obftiné du Docteur ne doit-il pas être regardé comme un refus d'entrer en lice ; & dès-là ne peut-on pas préfumer que la feule crainte de hafarder la réputation de fon fpécifique lui a fait éviter le conflict. Si M. de Torrès s'eft imaginé qu'il n'avoit pas befoin d'une pareille Epreuve ; s'il a cru qu'elle étoit au-deffous de lui, il s'eft trompé dans ces deux points. Dès que j'attaquois fon Remède, fon honneur l'engageoit à ne laiffer fubfifter aucun foupçon fur fon efficacité, & à faifir tous les moyens de raffurer le Public. N'avoit-il pas d'ailleurs un intérêt évident à relever un défi qui le mettoit à portée d'éclairer ce même Public (à qui nous fommes tous redevables) fur l'infuffifance de mon Remède ? N'étoit-ce pas une occafion de m'humilier, & de m'impofer à jamais filence ?

Je conviens avec M. de Torrès qu'il n'eft point de Remède abfolument infaillible. Une complication d'accidens, le mauvais Régime, & l'indocilité du Malade peuvent non-feulement prolonger l'ufage du meilleur Remède, mais même en détruire l'effet, & rendre quelquefois le mal incurable. Or quoiqu'il n'y ait point de notre faute, c'eſt du moins ce qui doit nous rendre modeſtes, & nous faire bien meſurer le ton que nous prenons en nous annonçant. Peut-être me ſuis-je moi-même un peu trop livré à quelques excès de coufiance qui, pour m'avoir réuſſi, n'en ſont pas de meilleur exemple. Mais M. de *Torrès* a paſſé les bornes dans ſa Lettre à M. de *Vernage*. Je ne parle plus de l'hyperbole du Médecin qu'il n'a pas nommé, & qui préféroit, dit-il, ſon ſecret à la Pierre Philoſophale, ni des cinquante mille livres de rente que cinq Praticiens lui ont fait offrir par M. *Vata* : le ridicule eſt trop palpable, & je l'ai fait remarquer ailleurs. C'eſt lui-même qu'il faut entendre ſceller de ſon propre témoignage la ſupériorité de ſon ſpécifique. Il dit d'abord (pag. 42.) » qu'on n'a pû lui » produire encore un ſeul Malade qui ait été docile à ſes avis, » & qu'il ait traité pendant 40 jours, ſans l'avoir guéri «. A la page ſuivante il ajoute que » ſans prétendre être infaillible, » il donne *ſimplement* ſon Remède pour le plus ſûr, le plus » efficace, & le plus commode de TOUS «. Voilà une ſimplicité admirable ? Je ne m'arrêterai point à ce qu'il appelle *ſes preuves* : elles s'évaporent à la lecture des Obſervations de M. *Louis*, & de celles de M. *Jourdan* (1). Je paſſe à la page 45. où il s'exprime en ces termes : » En un » mot, *j'ai trouvé ce que les autres cherchent*, & voilà ce » qui fait ma Méthode ſi efficace . . . . . Voilà pourquoi » *tant de Malades abandonnés*, ont été *radicalement* gué- » ris, *en moins de tems qu'on n'en avoit employé à les pré-* » *parer par les Méthodes ordinaires*. Voilà enfin pourquoi » je puis me promettre de guérir les maux vénériens *les* » *plus opiniâtres*, toutes les fois que l'examen réfléchi & » journalier du ſujet me ſervira de guide. Je connois ſi bien » la portée & la marche de mon Remède, que *je me rends* » *maître des événemens* «. Il finit par cette Propoſition remarquable : » Qu'on me charge de cent Malades de vé-

---

(1) Voyez la Lettre de M. Jourdan de Pelerin, Médecin Chymiſte Privilégié du Roi, pour ſervir de Réponſe à celle de M. de *Torrès*, (chez *Delaguette* Imprimeur du Collége & de l'Académie Royale de Chirurgie, rue S. Jacques).

» roles des plus caractérifées , *fi un feul falive , fi un feul*
» *eft manqué* , je me foumets à publier *gratis* la prépara-
» tion de mon Remède , pour lequel j'ai refufé jufqu'ici
» les offres les plus avantageufes «.

Je n'ai pas befoin de faire fentir l'énergie de toutes ces rodomontades. On doit être étonné fur-tout que M. de *Torrès* , après avoir dit qu'il ne prétend point être in-faillible , & qu'il n'a pas encore connu de Remède qui le fût toujours , ait pû hafarder une propofition auffi précife, auffi téméraire que celle dont on va voir le réfultat. Je laiffe aux Praticiens à pefer ce qu'il y a d'obligeant pour eux dans les expreffions du Docteur , qui femble non-feule-ment s'attribuer exclufivement le don de guérir , mais en-core n'être occupé qu'à réparer les torts d'autrui. Pour moi je vais produire des faits : je vais prouver à M. de *Torrès*, Que des Malades qui n'ont été que trop dociles à fes avis, & qu'il a traités pendant plus de quarante jours , n'ont point été guéris ; que par conféquent fon Remède eft de TOUS peut-être le moins fûr & le moins efficace (je lui paffe la commodité en faveur de l'infuffifance) ; Qu'il cherche encore ce que les autres ont trouvé ; Qu'il ne guérit point radicalement , non plus que les maux vénériens un peu opiniâtres ; Qu'il n'employe pas moins de tems à fes Cures qu'on ne fait par les Méthodes ordinaires , & qu'il eft même très-fujet à de fortes erreurs de calcul ; Qu'il peut connoître mieux que perfonne toute la portée de fon Re-mède , mais qu'il n'eft pas toujours maître des événemens ; Qu'enfin il ne lui refte plus qu'à publier fon Remède , puifque, au lieu d'un feul Malade, il en a manqué plufieurs.

Il ne nous eft jamais permis de compromettre ou de déceler les Malades ; mais je défignerai fi bien & fi claire-ment (pour le feul M. de *Torrès*) quelques-uns de ceux qu'il a manqués , qu'il ne pourra les méconnoître.

J'interpelle ici M. de *Torrès* : je lui demande fi le Ma-lade dont il eft parlé dans ma premiere Lettre , n'a pas été près de cinq mois chez lui ; s'il ne l'a pas fait faliver ; fi la réfiftance du mal eft provenue de l'indocilité du Ma-

Iade, & s'il n'eſt pas ſorti de ſes mains au même état qu'au‑
paravant ? J'ai vû le Malade avant que le Doĉteur l'entre‑
prît, & je ſçai que lorſqu'il a quitté les remèdes, les ſymp‑
tômes vénériens, ſans avoir été accompagnés d'aucun ac‑
cident, ſubſiſtoient encore. Dans le tems que j'ai cité pour
la premiere fois ce Malade, il étoit ſous l'archet dans la Mai‑
ſon du Doĉteur ; M. de *Torrès* ne peut l'avoir oublié, &
cette circonſtance ſuffit pour lui rappeller nettement le
fait. J'obſerve en paſſant que le Chirurgien de 150 lieues
que M. de *Torrès* a traité avec autant de ſuccès que ce
premier Malade, n'a pas été plus exempt de ſalivation.
Je n'accuſe point ſon Mercure d'avoir produit cet effet :
M. *Mouton* Dentiſte atteſte que les friĉtions du Doĉteur
ne ſont pas ſujettes à cet inconvénient ; une autorité d'un
tel poids décide. Mais je tire cette conſéquence : lorſ‑
que M. de *Torrès* voit ſon ſpécifique en défaut, il a donc
recours aux procédés ordinaires ?

2°. M. de *Torrès* a‑t'il guéri cet homme attaché à la
Maiſon de P * * * * auquel on l'a forcé de rendre l'argent
qu'il en avoit reçu ? Le fait eſt ſi notoire, qu'il n'a pas be‑
ſoin d'autre explication.

3°. Le Domeſtique dont j'ai décrit l'horrible état dans
ce Mémoire, & que j'ai guéri bien réellement, étoit dans
le cas des maux opiniâtres. Non‑ſeulement M. de *Torrès*
ne l'a pû guérir après un traitement de trois mois & demi
qu'il évalue modeſtement, comme je l'ai dit, à 50 jours ;
mais encore il l'a jugé incurable.

4°. J'ai traité après M. de *Torrès* une Perſonne de con‑
ſidération & attachée à la Cour, qui a ſubi deux fois ſon
Remède. Le fait eſt trop récent, pour que le Doĉteur hé‑
ſite un inſtant à la reconnoître. La ſeconde fois que le
Malade eut recours à M. de *Torrès*, ſes jambes & ſes
cuiſſes s'enflérent, ce qui fit ceſſer fort à propos l'uſage
de la ſalubre Pomade. Enſuite les chancres qui faiſoient
tout le fonds de la maladie devinrent durs & calleux. Je
ne rapporte ces circonſtances que pour aider la mémoire
du Doĉteur, & l'empêcher de confondre.

5°. Il y a quelque-tems qu'il eſt ſorti de chez moi une autre Perſonne que le Docteur a manquée de même, & que j'ai guérie. C'eſt un Malade que j'invitois dans ma troiſiéme Lettre M. de *Torrès* à venir voir chez moi. Pourquoi ne l'a-t'il pas voulu voir ? C'eſt qu'il appréhendoit ſans doute que ce Malade en ma préſence ne l'eût ſommé de lui rendre le Billet qu'il avoit exigé de lui, & qui paroît avoir été fait pour argent prêté (précaution très-innocente s'il eût guéri le Débiteur, mais qui par l'événement change de nature). Cette indication ſuffira-t'elle au Docteur ?

6°. M. de *Torrès* a-t'il oublié ce Domeſtique Anglois, qui d'entrée de jeu lui compta vingt-cinq louis d'or, & peut-il ſe vanter de l'avoir guéri ? Pluſieurs Chirurgiens qui l'ont vû ainſi que moi ſortant de ſes mains, ſeroient en état de le démentir ?

7°. Lui rappellerai-je encore cet Officier de Maiſon & ſa Compagne de fortune qu'il a traités conjointement ſans aucun ſuccès, dans la Maiſon de la Dame * * * rue des Gravilliers. La guériſon de ce Malade avoit échoué auparavant entre les mains du ſieur *Mollée*. Ainſi le Malade a eu le déſagrément d'être obligé de confier ſon mal à quatre perſonnes, au Sieur *Mollée*, à M. de *Torrès*, à moi qu'il a ſimplement conſulté, & au Chirurgien qui l'a guéri.

Voilà ſept Malades manqués dont je ſuis bien ſûr. Si ce ſont les ſeuls, il faut en louer Dieu. Mais je ne conſeillerois à perſonne d'envier l'efficacité d'un Remède ſujet à de pareils caprices.

M. de *Torrès* ſe méprend auſſi quelquefois. Son zèle pour la guériſon des maux vénériens ne lui fait voir partout que vérole, ou dartres véroliques. Je ne citerai plus l'exemple du Chirurgien de 150 lieues ; j'en ai un beaucoup plus récent.

Le Docteur a eu un Procès au Châtelet avec un Officier de * * * qu'il prétendoit avoir guéri de la vérole. L'Officier ne convenoit pas (comme il ne convient pas encore) de la guériſon, & il vouloit ſe faire reſtituer l'argent qu'il avoit donné au Docteur. Si M. de *Torrès* a réellement

guéri

guéri ce Malade, on lui a fait un Procès injufte ; mais il
eft queftion d'abord de fçavoir fi ce Malade avoit la vérole. M. *Aftruc* & M. *Morand*, qui avoient examiné le
Sujet, ont décidé qu'il ne l'avoit pas. Si ce Docteur veut
foutenir que fon Malade avoit la vérole, ce Malade n'eft
pas guéri : il vient de me confulter fur fon état qui eft précifément le même qu'avant le traitement du Docteur. De
plus M. de *Torrès* lui-même a plufieurs fois écrit au Malade qui eft en campagne, qu'il n'attendoit que fon retour
pour achever fa guérifon. Ainfi M. de *Torrès* n'ayant pas
guéri ce Malade, il devoit équitablement lui reftituer fans
Procès l'argent qu'il en a touché. Si le Sujet n'avoit pas la
vérole, comme j'en fuis fûr, pour l'avoir bien examiné,
le Docteur n'a rien connu à fa maladie, & il a plaidé très-
injuftement pour garder ce qu'il a induement reçû.

On ne manquera pas d'oppofer au petit nombre de Malades qui ont malheureufement échappé à l'efficacité du
nouveau Remède, une foule de guérifons atteftées par
de magnifiques Certificats. Mais ces guérifons vrayes ou
fauffes ne détruiront pas au moins le fait des fept guérifons
manquées ; ainfi j'aurai toujours prouvé ce qui fait l'objet
de mes Lettres, je veux dire l'infuffifance du Remède de
M. de *Torrès*. Par là, le reproche de calomnie qu'on a
tant répété contre moi, eft très-calomnieux lui-même
& retombe fur M. de *Torrès* ; car enfin j'articule des faits
précis dont les témoins font en état de s'élever & de le
confondre, & lui qu'a-t'il produit contre moi ? De vai-
nes récriminations, des allégations vagues & beaucoup
d'injures. C'eft donc lui qui eft véritablement le calomniateur, puifque de tous les Malades qu'il me reproche
d'avoir manqués, il n'a pû m'en défigner un feul. D'un
autre côté j'ai rempli l'objet du défi qu'il a refufé d'accepter, & par conféquent mon Remède eft bien conftaté fu-
périeur au fien, puifque de fept Malades manqués par
l'ufage de fon Mercure, j'en ai guéri trois radicalement.
Au refte, fi M. de *Torrès* prend le parti de nier les faits,
ce que je lui défie de faire fans renoncer à la bonne foi,

à l'honneur, à la probité, il faudra chercher les moyens de le convaincre d'une autre maniere.

Venons à M. Mollée : j'aurai bien-tôt fait avec lui, parce que la plûpart des moyens que j'employe contre M. de *Torrès*, répondent à l'Ecrit de ce Chymiste. Je vais discuter d'abord sans humeur, ce qu'il y a de personnel & d'injurieux contre moi dans sa Réponse ; ensuite j'examinerai de bonne foi les torts qu'il prétend que j'ai à son égard.

La *Récrimination*, arme redoutable & d'un usage légitime entre les mains de la vérité, maniée par le ressentiment & par la passion, est sans force, sans effet & portant à faux, nuit plus à celui qui l'employe qu'à celui qui en est l'objet. Ce moyen si familier à M. de *Torrès*, s'est trouvé du goût de M. *Mollée* ; mais ici, comme dans sa Lettre, il ne fait que rendre en d'autres termes ce qu'il a lû dans les Ecrits du Docteur.

Il assure pourtant que cette Lettre *contenoit des faits vrais, prouvés & utiles à la Société ;* & il ajoute en parlant de moi, *ce langage ne l'amuse pas, j'en suis fâché pour lui.*

J'avoue mon peu d'intelligence ; je n'entends point du tout cette Phrase. De quels faits veut-il parler ? Quels sont les faits qu'il a prouvés ? Est-ce pour lui, est-ce contre moi ? J'ai beau chercher dans sa Lettre ce qu'il prétend y avoir mis, je n'y trouve pas un seul fait prouvé pour ou contre personne, ni qui soit de la moindre utilité.

Je ne m'arrête pas à la frivole critique que M. *Mollée* fait du début de ma troisiéme Lettre. La forme de ces sortes d'Ecrits est fort indifférente au Public ; c'est toujours sur le fond qu'il juge. Je passe aussi plusieurs petits traits qu'il semble décocher à la dérobée, comme quand il dit : *Qu'on ne m'apperçoit pas seulement.* Est-ce que M. *Mollée* prétendroit faire lui-même quelque sensation ? Je le croyois bien plus modeste. L'écho de M. de *Torrès* ne s'en tient pas à ces minuties ; il me fait, d'après le Docteur, des reproches graves. " Je ne sçai, dit M. *Mollée*, pourquoi M. " *Dibon* attend que je lui prouve qu'il a manqué des Ma-

» lades. Il me permettra de me difpenfer de ce foin , puif-
» qu'il eft publiquement connu que le Remède qu'il em-
» ploye réuffit affez rarement. Le fçavant M. *Aftruc* en a
» apprécié la valeur «. Voilà le langage de M. de *Torrès*;
c'eft toujours M. *Aftruc* qu'on m'oppofe. Voyons donc ce
que M. *Aftruc* dit de mon Remède. Je remue à regret
cette vieille querelle; mais comme il y a bien de l'apparence
que ni M. *Mollée* qui parle , ni même le Doĉteur qu'il
copie , n'ont point lû l'Ouvrage de M. *Aftruc* & qu'ils ne
le citent qu'au hazard, je vais leur mettre fous les yeux tout
ce que cet éloquent Médecin a écrit contre ma Méthode.

Le Livre de M. *Aftruc* contient un Catalogue nombreux
de tous les Ouvrages qui traitent des maux vénériens, depuis l'époque de la Maladie jufqu'à notre tems. Or comme
en 1724 & 1725. j'ai publié deux volumes fur cette matiere , M. *Aftruc* n'a pas manqué de les inférer dans fon
Catalogue , avec des qualifications qu'il n'auroit pas fans
doute hafardées , s'il avoit été mieux inftruit. Je ne rappor-
terai point ce qu'il dit très-vaguement & très-fauffement
de ces deux volumes qu'il attribue à un Médecin de la
Faculté ; j'ai rétabli la vérité des faits dans le tems , je
n'irai point m'engager ici de nouveau dans une difcuffion
inutile. Il ne s'agit que de mon Remède , & je vais repréfenter très-fidèlement le jugement qu'il en a porté. Le
judicieux Traduĉteur du Livre de M. *Aftruc* (1) a omis (1) M. *Jault.*
dans fa verfion ce long Catalogue , comme érudition fu-
perflue pour l'Inftruĉtion des jeunes Chirurgiens ; mais
tant pour moi que pour M. *Mollée* qui probablement n'a
pas confulté le texte , j'ai fait traduire exaĉtement les deux
Articles , où felon lui, ma Méthode eft apréciée. Voici le
premier.

» ON DIT que, pour guérir la vérole, ce Chirurgien fait
» prendre à jeun un Bol fait avec du Précipité blanc de Mer-
» cure adouci par plufieurs lotions, & un demi grain de
» poudre d'Algarot , & qu'il fait boire là-deffus deux li-
» vres de Tifanne compofée d'une légere décoĉtion de Sal-
» fepareille & de follicules de Senné. Ce Remède le pre-

» mier jour donne des naufées , & de fréquentes envies de
» vomir, bien-tôt fuivies d'un vomiffement qui fatigue beau-
» coup le Malade .Mais l'ufage réitéré de la Tifanne purga-
» tive raméne fi bien les évacuations par bas , qu'il ne fur-
» vient aucune falivation , ou qu'elle eft du moins très-
» legere ; ce qui fuffit , à ce qu'il prétend , pour guérir ra-
» dicalement la vérole. Cependant , comme on ne peut ja-
» mais bien s'affurer de la nature des *Secrets* , parce qu'on
» les déguife ordinairement de mille manieres , pour ne
» point faire à ce Chirurgien de mauvaife querelle , accor-
» dons-lui premiérement , que fon Secret fi vanté eft très-
» différent du Remède que je viens de décrire , & abfolu-
» ment de toute autre nature , quelle qu'elle puiffe être ;
» il eft fûr au moins que c'eft une préparation de Mer-
» cure. Accordons-lui fecondement , que fon Remède eft
» des plus doux , & en même-tems des plus efficaces. Paf-
» fons-lui en troifiéme lieu , que c'eft une préparation très-
» bien faite, & qui n'a aucune qualité corrofive. Voilà fans
» doute bien des avantages ; mais ce n'eft pas encore affez.
» Paffons-lui enfin , que ce Remède eft toujours adminiftré
» à propos & dans la dofe qui convient aux forces , à
» l'âge , au tempéramment , au fexe , & à la nature de la
» maladie. Il ne pourroit à ce qu'il me femble exiger de
» perfonne plus d'équité. Mais que s'enfuit-il ? Faudra-t'il
» pour cela préférer fa Méthode à l'ufage bien entendu
» des frictions ? Non certainement : car cette Méthode ,
» comme j'ai dit au liv. 2. chap. 12. de mon Ouvrage ,
» en parlant des préparations Mercurielles , fera fouvent
» inefficace pour guérir une vérole invétérée & opiniâtre ,
» ou fi elle a quelquefois affez d'efficacité pour la guérir
» (ce qui arrive rarement) , fes bons effets feront toujours
» fort inférieurs à ceux des frictions bien adminiftrées ,
» comme je l'ai prouvé au même endroit (1).

(1) Dicunt à Chirurgo illo, ad curationem luis venereæ , exhiberi mane
jejuno ventriculo Bolum ex præcipitato Mercurio albo multiplici lotione mi-
tigato, cum addito grani femiffe Pulveris Algarot ; ac fuper bibendas præfcribi
libras duas ptifanæ ex levi decocto falfæparellæ & folliculorum fennæ. Hinc
primis diebus naufea, vomituritio , imo verò vomitio laboriofa proritatur ; fed

,,On voit d'abord par ce détail que M. *Aſtruc* argumente
à la lettre ſur des *Oui-dire*. C'eſt d'après ce qu'on lui a
dit (*Dicunt*), qu'il lui plaît de me compoſer un Remède
tout auſſi différent du mien , que je diffère de principes
avec mes deux Adverſaires. Ma prétendue Tiſanne Purga-
tive n'eſt encore que ſon ouvrage ; j'ai décrit dans le 3ᵉ
tome de mon Livre la vraye compoſition de la mienne ,
& je ne la mets en uſage que quand le Mercure paroît diſ-
poſé à ſe porter à la bouche , ce qui arrive très rarement.
Mais que conclut-il enfin contre mon Remède ? Que la
deſcription qu'il en fait peut n'être après tout qu'une conjecture ; que cependant, quel qu'il puiſſe être, c'eſt une préparation Mercurielle , & qu'en cette qualité ma Méthode
eſt bien inférieure aux frictions. Que M. *Mollée* joigne toutes ſes lumieres à celles du Docteur Eſpagnol, je le défie
de trouver-là le moindre fondement au reproche qu'ils s'a-
charnent l'un & l'autre à me faire, en me renvoyant toujours
à M. *Aſtruc.* J'ai fait pluſieurs fois de pareils défis à M.
Aſtruc lui-même ; il n'a jamais produit un ſeul fait contre
mon Remède. Il y a plus : j'oſe atteſter la bonne foi de
M. *Aſtruc* ſur le témoignage que feu M. *Silva* me rendit
un jour, en lui parlant de ce Remède: ,, j'en ai vû des ef-

dcinceps uſu iterato ptiſanæ purgantis , omnia per inferiora ita deturbantur , ut
nullus vel levis tantùm ptyaliſmus ſuperveniat, quo tamen confidit ille luem ve-
neream radicitus extirpatum iri. Verumtamen , cum nunquam ſatis certa ſit
Arcanorum exploratio , ut quæ deditâ operâ mille modis fucari ſoleant , ne
quid in Chirurgum illum peccemus imprudentes ; Demus *primum* , Arcanum
quo gloriatur à propoſito Remedio omninò diverſum , alterius qualiſcumque
naturæ eſſe. At certè aliquod unum eſt à præparatis Mercurialibus. Demus
iterum , è numero blandiorum eſſe quorum tuta eſt efficacia. Demus etiam *ter-*
tium , ritè confectum præparatumque facultatis rodendi omninò expers eſſe. Ea
quidem maxima ſunt, necdum tamen ſatis. Demus ergo *quartum* , arcanum illud
tempeſtivè ſemper & cautè adhiberi, eâque doſi quæ ægrotantium viribus , ætati,
temperamento , ſexui, morbo , conveniat. Ille ſanè æquiorem animum à nemine
poſſet expoſcere. Quid indè porrò ? An ideo futurum eſt ut curatoria methodus
quam ille adhibet legitimæ hydrargyroſi præferenda ſit ? Nullo modò prorsùs.
Sed methodus illa, ut de uſu præparatorum Mercurialium ſuprà dictum eſt libro
ti. cap. 12. in curandâ lue venereâ inveteratâ atque difficili plerumque ineffi-
cax erit ; & ſi quando ſatis efficax ſit, quod rarum futurum eſt, nihilominus
tamen etiam tum longo concedet intervallo legitimæ inunctionum Mercurialium adminiſtrationi, ut ibidem probatum fuit (*Joh. Aſtruc. De Morbis Venereis.*
Edit. 2. Lib. 9. pag. 1065 & 1066.)

» fets furprenans (lui difoit ce grand Médecin, le moins cré-
dule & le plus défiant des hommes, en fait de guérifons
extraordinaires) » M. *Dibon* traite la vérole à peu près
» comme nous traitons les maladies contagieufes ; il porte
» fon Remède du centre à la circonférence ; il fuit préci-
» fément la route du chile «.

Un pareil jugement porté par un de nos premiers Praticiens, & fûrement en connoiffance de caufe, fit apparemment quelque impreffion fur M. *Aftruc*. Car pourquoi fup-
poferoit-il gratuitement que mon Remède a toutes les qualités qu'il énonce ? Pourquoi fe contenteroit-il de le fubor-
donner aux frictions ? On peut en tout cas oppofer l'autorité
de M. *Silva* à la fienne. Toutes les connoiffances que M.
Aftruc étale dans fa théorie, M. *Silva* les avoit éminem-
ment en expérience. Il avoit bien examiné ma Méthode,
ce que n'a jamais fait M. *Aftruc* ; il en connoiffoit exacte-
ment la marche, & c'eft pour avoir fuivi plufieurs Cures
opérées heureufement fous fes yeux, qu'il me rendoit juftice
en toute occafion. Au refte, fi M. *Aftruc* a voulu déprimer
mon Remède, je l'ai folidement juftifié dans le troifiéme
tome de mon Ouvrage, & j'y renvoye mes Adverfaires.
Ils verront comment j'établis la néceffité de nétoyer les
premieres voyes, qui dans les maux vénériens ne font jamais exemtes de vice ; que pendant l'ufage de mon Remède, les alimens que prend le Malade ne pouvant plus parti-
ciper à la corruption, & le chile n'étant plus vicié, les le-
vains véroliques répandus dans toute l'habitude du corps
n'acquiérent point de nouvelles forces ; que par conféquent
avec ma Méthode une diette rigoureufe eft non-feulement
inutile, mais même deviendroit nuifible ; qu'enfin j'ai fçu
vérifier la maxime de *Paracelfe*, qui du moins connoiffoit
bien le Mercure, & qui vouloit qu'on l'adminiftrât par
la feule voye des alimens (1). Mes Adverfaires verront
encore, que j'ai fait autrefois à M. *Aftruc* la même propofi-

(1) Je ne condamne point pour cela l'ufage des frictions. Avant que d'avoir
trouvé mon Remède, je les employois moi-même avec fuccès, & je les préfére-
rai toujours à toutes les Méthodes particulieres dont l'efficacité ne fera point
garantie par une longue expérience.

tion qu'à M. de *Torrès*, en lui déférant le choix des Ma‑
lades que nous nous chargerions de traiter, lui par les fric‑
tions, moi par ma Méthode. Je ne fçai fi M. *Aftruc* eft
revenu de fes préventions ; mais le filence qu'il a gardé
depuis ma Réponfe, ne confirme pas ce que l'ignorance ou
la paffion prétend trouver contre moi dans fa prétendue
cenfure.

M. *Aftruc* à l'occafion d'un Ouvrage du Sieur *Pointet*,
me fait encore quelques égratignures. » Ce Chirurgien, dit-
» il, s'élève vivement contre le Sieur *Dibon*, & ils plai-
» dent avec aigreur pour la fupériorité de leurs Remèdes.
» Il me femble voir deux aveugles, qui auffi jaloux d'un
» amas de charbons qu'ils ont déterré, que s'ils avoient
» trouvé un tréfor, s'en difputent la poffeffion « (1). On
voit qu'ici M. *Aftruc* n'a voulu qu'égayer fon ftyle par une
comparaifon tirée d'un ancien Adage (2) ; comparaifon
qui ne dit rien & ne prouve rien. Cette mauvaife plaifante-
rie n'a pas réuffi à M. *Aftruc*. J'ai démontré dans ma Réponfe, qu'il n'avoit lû aucun des Ecrits fur lefquels il fon-
doit mal-à-propos l'idée de cette prétendue difpute ; je
lui ai fait voir qu'il n'y a jamais eu de conteftation entre
Pointet & moi pour la qualité de nos Remèdes, mais pour
des faits particuliers dont je demandois juftice, & que cette
conteftation a fini par une réparation authentique que *Pointet* a été forcé de me faire en préfence de feu M. *Andry* (3).

Quand on a bien approfondi la critique de M. *Aftruc*,

(1) Acriter invehitur in Rogerum Dibon, Chirurgum de quo fuprà ad annum
1724, qui & ipfe de fuo gloriatur arcano, quo cum acerbè litigat utrum utri
præftet remedium, an fuum illius remedio, an remedium illius fuo. Cæcos duos
mihi videre videor, qui de cumulo carbonum effoffo fuperbiunt, quafi de invento
Tefauro, & ad utrum potiori jure pertineat inter fe decertant. (Ibid. l. 9. p.
1070).

(2) Un Profeffeur d'Humanités de ma connoiffance qui a lû le Livre de
M. Aftruc *per la bella Latinita*, y a remarqué un nombre infini d'expreffions
femblables empruntées des anciens Auteurs, & que cet Ecrivain n'affecte, à
ce que dit mon Latinifte, que pour orner fa diction, *Elegantiæ caufâ*. On peut
voir entre autres l'article du feu Sr. *Boueʒ de Sigogne*, que M. *Aftruc* fait mal-
traiter par *Térence*, *Horace* & *Phedre*, avec qui probablement le pauvre *Sigogne* n'avoit jamais rien eû à démêler.

(3) Voyez le troifiéme Tome de mon Ouvrage.

n'a-t'on pas lieu d'être furpris que M. *Mollée* fur-tout fe
foit aviſé de m'en faire une objeétion ? Comment n'a-t'il
pas vû que M. *Aſtruc* ne dit rien dans ces deux articles
qu'on ne puiſſe appliquer à ce Chimiſte , & rétorquer pref-
qu'entiérement contre lui ? L'hiſtoire prétendue de mon
Remède, où M. *Aſtruc* finit par avouer qu'il ne connoît rien,
n'eſt-elle pas à pluſieurs égards & bien plus vraiſembla-
blement l'hiſtoire de la *Quinteſſence*? Si M. *Mollée* feint de
l'y méconnoître, qu'il liſe le 12ᵉ chapitre du fecond Livre
de M. *Aſtruc* : il verra ce qu'il penſe fans exception de
toutes les diſſolutions de Mercure , & par conféquent de
la fienne , quelle qu'elle puiſſe être.

Le reproche de caducité fait à mon Remède par M. de
Torrès & M. *Mollée* , eſt le langage du Charlataniſme. Ces
Meſſieurs croyent-ils donc que l'Art de guérir fuive les
caprices de la mode , & qu'il en foit des vrais Spécifiques
comme de ces compoſitions fpécieuſes, de ces mauvais palliatifs à qui le goût de la nouveauté donne une vogue paf-
fagere ? N'eſt-ce pas au contraire le tems qui accrédite les
Remèdes ? Le mien étoit nouveau il y a 36 ans ; heureufement il a vieilli , & j'ai tout lieu de me flatter qu'il me
furvivra.

M. *Mollée* dans fa Réponſe révendique la qualité de
Chymiſte que je ne lui aï jamais conteſtée. Quand j'ai dit
en parlant de lui , *foi-difant Chymiſte* , je n'ai employé
cette expreſſion que parce que je ne lui connois cette qualité de Chymiſte que fur fon propre témoignage. Je fuis
charmé d'apprendre de lui que dès fa jeuneſſe il a cultivé
une auſſi belle Science que la Chymie , & je l'en félicite.

M. *Mollée* , Chymiſte donc , eſt encore fâché du reproche que je lui ai fait d'ignorer la Chirurgie. Mais je ne
pouvois point deviner , non plus que le public qui fûrement
ne s'en doute pas , que M. *Mollée a travaillé pendant* TROIS
ANS *fous deux Chirurgiens* , qu'il a fait pluſieurs cours de
Botanique , & *qu'il traite depuis trente ans* (fans miſſion &
fans caraétére) *les Maladies vénériennes.* C'eſt dequoi M.
Mollée nous inſtruit , & je l'en crois fur fa parole.

En

En donnant à M. *Mollée* le nom de *Docteur à Secrets*, je n'ai pas prétendu lui faire une injure ; car ce nom n'eſt injurieux que pour les Empiriques & les Charlaʾans. Mais ſa Quinteſſence, quoi qu'il en diſe, n'eſt pas tout-à-fait un Secret pour moi. On trouve par-tout dans les Livres des diſſolutions de Mercure, & j'ai publié moi-même il y a plus de 25 ans une de ces Diſſolutions fort reſſemblante à la ſienne, mais qui n'eſt point à la vérité déguiſée par aucun Sirop.

A l'égard de mon Remède, je conviens que c'eſt un Secret, mais Secret que j'ai dépoſé, comme je l'ai dit, entre les mains du Roi, pour qu'il ceſſe de l'être après ma mort, & dont je n'ai plus que l'uſufruit. Avant d'en faire le dépôt, j'en lûs la compoſition à M. *Dodart*, alors premier Médecin du Roi, à M. *Boudin*, & à M. *Marechal*. Si l'on refuſe de m'en croire, pourra-t'on douter de ma bonne foi, quand j'aurai fait la même lecture à M. de *Senac* & à M. de la *Martiniere* ?

Au reſte, il a paru de tout tems des poſſeſſeurs de Secrets qui ont eu des contradicteurs, & qu'on a d'abord peu diſtingués des *Secretiſtes* de profeſſion. Mais une longue expérience & des ſuccès multipliés ont fait eſtimer leurs découvertes, & leur ont fait redonner le rang dû aux hommes vraiment utiles. Ainſi la Poudre des Jéſuites appellée depuis *Quinquina*, l'*Ypecacuana*, le *Kermes*, & pluſieurs Remèdes ſemblables, n'ont été dans leur origine que des Secrets particuliers dont ont joui leurs poſſeſſeurs, & que l'on a rendus publics après les avoir bien éprouvés. Ainſi de nos jours M. *Daran* a vû ſes travaux récompenſés par une confiance générale, qui eſt la véritable ſource de la réputation & de la fortune. La façon de préparer & d'adminiſtrer l'Onguent Mercuriel en frictions eſt commune à tous les Praticiens ; cependant chaque Praticien a ſa Méthode particuliere qu'on peut regarder comme ſon Secret, & qui fait préférer certains Maîtres à d'autres. Il ne faut donc pas que M. *Aſtruc* croye avoir tout dit d'un Remède dont il ignore la compoſition, lorſqu'il a prononcé que c'eſt un

G

Secret, ARCANUM. Ce mot ſi ſouvent répété dans ſes élo-quentes invectives , ne ſignifie par lui – même rien de dangereux ni de mépriſable. Un *Secret* dans le ſens abſolu eſt un objet indifférent qui peut être bon ou mauvais. Or pour pouvoir attacher au mien (puiſque mon Remède en eſt un) l'idée générale & très-vague qu'il veut donner de tous indiſtinctement , pour être en droit de le mépriſer & d'en inſpirer le mépris aux autres, il y avoit deux choſes eſſentielles à faire. Il devoit premiérement s'attacher à le connoître au moins par ſes effets , & prouver enſuite ſo-lidement ce qu'il y trouvoit de défectueux. Mais M. *Aſtruc* a cru que ſon autorité ſeule & de beau latin le diſpen-ſoient de la diſcuſſion & des preuves.

Quoi qu'il en ſoit, M. *Mollée* peut me rendre tant qu'il voudra le nom de *Docteur à Secret*, je n'en marquerai point de mauvaiſe humeur. Mon Secret eſt de très-vieille date, & c'eſt par-là qu'il m'eſt cher. Je l'ai vû ſurvivre à la plû-part de ceux qui ſont ſurvenus depuis ; il me réuſſit aujour-d'hui comme dans ſa nouveauté , & je ſuis bien ſûr qu'un jour ſa publicité le juſtifiera pleinement.

Pourſuivons les griefs de M. *Mollée*. » Il y a eu , dit-il , » de ma part plus que de l'imprudence à vouloir décrier ſon » Remède. Les épreuves qui en ont été faites à Bordeaux , » ſous les yeux des gens de l'Art & des Magiſtrats , lui ont » mérité un Privilége que je devois reſpecter «. Je ne con-teſte point des faits atteſtés par de très-ſages Magiſtrats , & par d'habiles Praticiens ; ils ont vû des Malades guéris par la Quinteſſence de M. *Mollée* , ils n'ont pû que certi-fier ce qu'ils avoient vû. Mais moi qui connois de longue main toutes les illuſions des Palliatifs , & ſur-tout des Diſ-ſolutions de Mercure, je puis, ſans bleſſer des témoignages que je reſpecterai toujours, me défier de la plûpart de ces Cures , & douter qu'elles ſoient radicales.

Il eſt vrai que M. *Mollée* m'a écrit la Lettre qu'il rap-porte , & qu'il m'a invité à venir chez lui voir adminiſ-trer un Malade. Mais s'agit-il de ſa façon d'opérer & d'ad-miniſtrer ſon Remède ? Qu'aurois-je vû chez M. *Mollée*?

Il m'auroît préfenté un Malade, j'aurois fuivi fon traitement, & je me ferois affuré de la difparution des fymptômes. Mais, je l'ai déja dit, il n'eft pas queftion d'une Cure momentanée; j'ai vû des effets étonnans opérés par des Palliatifs, & je fuis fûr de ne rien trouver de nouveau pour moi ni chez M. *Mollée* ni chez M. de *Torrès*.

S'il eft vrai, comme je le crois, puifque M. *Mollée* l'affure, que plufieurs perfonnes de la Profeffion font journellement témoins des Cures qu'il opére, il faut que ces Praticiens ne foient gueres occupés eux-mêmes, & je plains en vérité les Malades qui font l'objet de leur curiofité. Pour moi, je n'offre à perfonne d'affifter au traitement des miens ; je les guéris fans l'appareil du fpectacle. Toute mon attention au contraire eft de les dérober aux regards, & à la connoiffance de toute la terre. J'aime mieux faire un peu moins de bruit, & que la plûpart de mes Cures foient parfaitement ignorées, que d'expofer indifcrettement la délicateffe d'aucun Malade.

M. *Mollée* revient fouvent fur l'excellence de fon Remède, & il m'accufe de le déprimer fans le connoître. On fçait que toutes les diffolutions de Mercure font néceffairement corrofives, parce qu'elles fe font avec des cauftiques qui laiffent toujours dans la liqueur une grande partie de leurs pointes ; ce qui fait qu'on ne peut les prendre dans aucune forte de métal, ou leur impreffion eft fenfible. Or M. *Mollée* convient, que fa Quinteffence eft un Mercure diffout, réduit en liqueur; elle eft donc plus ou moins chargée de fels ou de particules cauftiques, & ne peut qu'être fort nuifible, fur-tout à des eftomachs un peu délicats. Le premier Malade que j'ai vû fortant des mains de M. *Mollée* avoit bien reffenti cette caufticité ; on peut voir à cette occafion la note de ma premiere Lettre pag. 8. Ainfi quand je me fuis contenté de ranger la Quinteffence dans l'ordre des Remèdes incertains, je crois avoir fait beaucoup de grace à M. *Mollée* ; je devois ajouter que l'ufage en eft évidemment dangereux.

Mais ne foyons pas moins indulgens que M. *Aftruc :*

Paſſons à M. *Mollée*, que ſa diſſolution de Mercure n'a rien de cauſtique ou de corroſif. En admettant cette ſuppoſition, je ſoutiens, 1°. Qu'elle ne détruira jamais certains degrés de vérole comme ceux où les parties oſſeuſes ſeront affectées. 2°. Qu'elle eſt purement palliative à l'égard des véroles récentes dont elle ne fait que diſſiper les ſymptômes extérieurs, en émouſſant pour quelque-tems l'activité du virus. Telles étoient les fumigations de M. *Charbonnier* qui n'ont été décréditées que par le retour des accidens véroliques. M. *Charbonnier* avoit fait quelques guériſons en Province ; il étoit muni de Certificats auſſi authentiques que tous ceux que M. *Mollée* a rapportés de Bordeaux ; c'étoit M. *d'Angervilliers*, Sécretaire d'Etat de la Guerre, qui l'avoit fait venir à Paris. Cependant la protection du Miniſtre & quelques ſuccès apparens, n'empêcherent point que ſon Remède ne fût bien-tôt abandonné. M. *Mollée* eſpere-t'il d'être plus heureux ? Certainement les fumigations étoient beaucoup moins dangereuſes que l'uſage de ſon Mercure diſſout dans l'eau forte ou par l'eſprit de Nître, qui ſont les ſeuls diſſolvans de ce Minéral.

Que le Remède de M. *Mollée* ſoit inſuffiſant, il en fournit lui-même la preuve. Dans ſon Ecrit intitulé : *Méthode de traiter les Maladies vénériennes &c* ; on lit à la page 32. » *Nota* que dans le cas où le mal ſera compliqué » ou extrêmement invétéré, ou que le Malade aura inutilement paſſé par les Remèdes, il ſera néceſſaire que l'on » prolonge & que l'on régle la préparation, ſelon l'exigence & la variété des circonſtances, & que le Malade » prenne alors l'avis de quelque perſonne de l'Art ».

De ce raiſonnement il s'enſuit, que le Remède qu'on nous repréſente comme très-*commode* & très-efficace, n'a aucune de ces qualités. Il n'eſt dans beaucoup de cas rien moins que commode, puiſqu'il faut en prolonger ou en varier la préparation, ſuivant les circonſtances de la maladie. Il eſt encore très-peu ſûr, puiſqu'il exige tant de précautions. Car pourquoi preſcriroit-on aux Malades de prendre l'avis d'un Praticien? Les fymptômes qui caractérifent une maladie manquée ou invétérée font-ils plus difficiles à connoître que ceux d'une maladie récente? En vérité les 30 années de pratique dont M. *Mollée* veut qu'on lui tienne compte, & les trois ans d'aprentiffage qu'il a fait chez deux Chirurgiens, lui ont donné bien peu de lumieres fur les maladies qu'il entreprend de traiter.

Mais M. *Mollée* veut des faits qui conftatent l'infuffifance & l'incertitude de fon remède, il faut donc lui donner des faits. Il nie d'abord celui du Malade que je prétens qu'il a manqué. Je voulois m'épargner une difcuffion qui ne peut être que défagréable pour lui ; mais puifqu'il m'oblige de défigner le fujet dont il eft parlé dans ma troifiéme Lettre, je lui défie de le méconnoître aux indications fuivantes. Le Malade dont il s'agit eft le même Officier de Maifon qu'a manqué M. de *Torrès*, après deux mois de traitement. Ce Malade n'étoit pas feul ; il avoit avec lui une femme que M. *Mollée* a traitée & manquée de même.

M. *Mollée* femble s'infcrire en faux contre la Lettre du Chirurgien de Bordeaux que j'ai rapportée dans ma troifième Lettre. J'avois fupprimé le nom de ce Chirurgien par ménagement pour M. *Mollée*, que je voulois feulement mettre fur la voye. Mais M. *Mollée* veut qu'on nomme tout, il veut être publiquement convaincu fur tout; il faut le fervir à fon gré. L'Auteur de la Lettre en queftion eft M. *Gouteyron*, Maître en Chirurgie de la Ville de Bordeaux. Il connoît bien M. *Mollée*, & ne lui peut être inconnu. Voilà donc mon garant du fait de la Nourrice manquée par la Quinteffence. Si cette Nourrice a été guérie dans la fuite, on voit par le récit du fait que fa guérifon n'a pas été opérée par le feul ufage de cette Quinteffence, mais qu'on a eu recours à d'autres Remèdes. Ainfi M. *Mollée* eft du moins dans le cas de M. de *Torrès*, qui s'aide des Remèdes ordinaires, lorfque le fien ne réuffit pas.

Je fuis fâché pour M. *Mollée* que la premiere Lettre de M. *Gouteyron* n'ait pas fuffi pour le convaincre de l'idée qu'on a de sa Quinteffence à Bordeaux. Il me met dans la nécessité d'en produire une autre du même datée du 13 Juillet dernier.

» Je n'ai pû être instruit comme j'aurois voulu des opé-
» rations, & de l'effet du Remède du Sieur *Mollée.* Dans
» une Ville de Province tous ceux d'une profession sont
» bien-tôt connus pour être favorables ou défavorables à
» ceux qui débitent quelque nouveauté. Ayant été du
» nombre des derniers par rapport au Remède du Sieur
» Mollée, il me sera difficile d'avoir toutes les preuves
» qu'on peut donner (& que j'espere d'avoir) sur l'ineffi-
» cacité de son Remède. Cependant en voici deux incon-
» testables. Je sçai, & un de mes Collégues n'a pû le nier,
» qu'il passe actuellement une femme par les grands Re-
» mèdes qui fut traitée par l'Epouse du Sieur Mollée, con-
» jointement avec le Mari, qui par parenthèse mourut pen-
» dant l'usage du Spécifique. Et cette femme qui pour lors
» n'avoit aucun symptôme de vérole, en a eu à foison après
» l'usage du Remède.

» Un autre Collégue, (celui-ci ne doit certainement pas
» être suspect, puisque c'est le Sieur *Felonneau,* qui a donné
» divers Certificats de guérison, comme vous pourrez voir
» dans la Brochure de Mollée) m'a dit il y a quelques jours
» qu'il avoit vû en consulte dans un de nos Fauxbourgs un
» malheureux dans le plus triste état, ayant le visage & la
» bouche tout rongés d'ulceres véroliques, & qui a été
» traité deux & trois mois entiers par l'Emissaire que Mol-
» lée a dans cette Ville. Et le Sieur *Felonneau* m'a dit à
» ce sujet, qu'il pensoit que tous les Malades qui avoient
» été ainsi traités auroient des récidives. Je vous en dirai
» d'avantage une autre fois, où je serois trompé.

» Je suis &c.

C'est maintenant à M. *Mollée* à se justifier comme il l'en-
tendra sur des faits qui me sont marqués par un homme très-
digne de foi. Quant à la vérité des deux Lettres, il peut
venir, quand il voudra, compulser chez moi les originaux;
je suis prêt à les lui montrer, ainsi qu'à toute la terre.

Je n'ai plus qu'une obfervation à faire fur les vertus que M. *Mollée* attribue à fa Quinteffence, pour la guérifon des Gonorrhées.

J'ai dit, & je perfifte à dire que ces maladies réfiftent au Mercure. Je refpecte fort le fçavoir du docte Elève de *Boerrhaave* (1) ; mais aux 400 Gonorrhées qu'on prétend qu'il a guéries avec le Mercure, (à fuppofer ces guérifons véritables) on peut en oppofer dix mille, où ce même Remède a échoué. M. *Mollée* cependant veut nous perfuader qu'il en a guéri plufieurs, & une entr'autres fous les yeux *de dix perfonnes de l'Art*. De quel Art entend-il parler ? Dix Maîtres en Chirurgie à la fois s'amuferoient-ils à être fpectateurs de fes Cures ? La guérifon d'une Chaudepiffe, proprement-dite, & accompagnée des accidens ordinaires tels que l'inflammation & fa cuiffon, dépend autant des foins du Malade que de la qualité des Remèdes. Mais la Quinteffence opére-t'elle dans ces écoulemens lents & infenfibles, dans ces fputations opiniâtres qui pour avoir été négligées font devenues prefque incurables, & font regardées par les plus grands Maîtres comme l'écueil de la Chirurgie. Et comment M. *Mollée* peut-il, contre l'analogie & l'expérience, attribuer à fa diffolution de Mercure la faculté de guérir ces Gonorrhées (2) ?

M. *Mollée* récufe ici le témoignage d'un Praticien dont j'ai rapporté un fragment de Lettre, & c'eft peu de le ré-

---

(1) M. le Baron de *Vanfwietten.*

(2) Dans le traitement d'une Gonorrhée ou d'une Chaudepiffe, j'adminiftre quelquefois le Mercure ; mais ce n'eft que comme un remède acceffoire. Le Certificat fuivant fera voir la raifon de cet ufage.

» Je certifie avoir guéri depuis environ quatre mois plufieurs Chaudepiffes » avec des Remèdes que M. Dibon a bien voulu me procurer. Notamment » j'en ai guéri une à un Ecuyer obligé par fon état de monter & dreffer tous » les jours de jeunes Chevaux, ce qui eft le plus oppofé à ces guérifons. » Ce Malade, ainfi que les autres, a été guéri dans l'efpace de dix à douze » jours, c'eft-à-dire plus d'écoulement ni de douleurs. Je leur ai enfuite fait » faire ufage pendant huit ou dix jours de quelque prife de fon Mercure ; ce » font les précautions de ce Chirurgien, dans la crainte que quelque rayon vi- » rulent ne fe foit introduit dans le fang pendant le traitement, ou peut-être » même dans le tems des approches. En foi de quoi j'ai figné le préfent Certi- » ficat, pour fervir ainfi que de raifon. A Paris le 15 Décembre 1754. *Signé* »-HEBRARD, *Maître en Chirurgie.*

cufer, il voudroit faire foupçonner que c'eft une pure fup-
pofition. Je refpecte trop le Public, pour hazarder rien de
femblable. Le fragment de Lettre en queftion eft de M. le
Vacher, Chirurgien Major de l'Hôpital Royal & Militaire
de Befançon, & Membre de l'Académie Royale de Chirurgie. Ce grand Praticien eft connu par fes talens & par fes
Ouvrages. M. *Mollée* me feroit croire qu'il feroit lui-même
capable de la petite fupercherie qu'il me prête gratuitement:
Et ne fuis-je pas bien en droit de lui reprocher celle qu'il
a faite, ou fait faire réellement depuis peu ?

Dans le Mercure de Septembre dernier pag. 216 &
217, M. l'Abbé *Raynal* annonce le Remède de M. *Mollée* Chymifte, & l'avis eft terminé par ces mots : » DANS
» l'Ecole de Médecine de la Faculté de Paris ; & à l'Aca-
» démie Royale de S. Côme, on a fait publiquement l'é-
» loge de la Quinteffence, *tant pour l'intérêt de la vérité*
« *que pour le bien public.* Heureufement pour le bien public
& pour l'intérêt de la vérité, M. l'Abbé *Raynal* a chanté
la palinodie dans le Mercure du mois de Novembre fuivant. On trouve à la fin du volume cette rétractation ainfi
conçûe en forme d'Avis. » M. *Baron* Doyen de la Faculté
» de Médecine de Paris, fouhaite que le Public foit averti
» que la Faculté n'a aucune connoiffance du Remède du
» Sieur *Mollée*, n'en a jamais entendu faire l'éloge dans fes
» Ecoles, & ne lui a jamais accordé aucune approbation.
» Le Sieur *Mollée* s'autorife auffi fauffement du fuffrage
» de l'Académie Royale de Chirurgie, comme nous l'ap-
» prenons par une Lettre de l'illuftre M. *Morand* Sécre-
» taire perpétuel de cette Académie «.

Si l'on demande pourquoi M. l'Abbé *Raynal* n'a pas
rapporté cette Lettre qu'il étoit important qu'on vît ; c'eft
par la même raifon qu'il n'a pas mis ma Réponfe à M.
Morand.

J'AI lû par ordre de Monfeigneur le Chancelier la *Réfutation
de deux Ecrits publiés en faveur de M. de Torrès*, & je n'ai rien trouvé
qui en doive empêcher l'impreffion. A Paris ce 15 Janvier 1754.

GIBERT.